除了野蛮国家，整个世界都被书统治着。

失眠日记

The Insomnia Diaries

How I learned to sleep again

[英] 米兰达·利维（Miranda Levy）_著　　李岩_译

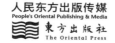

人民东方出版传媒
People's Oriental Publishing & Media
东方出版社
The Oriental Press

推荐序

Sophie Bostock

索菲·博斯托克

"能给我 3 条最有效的睡眠秘方吗？ 200 字左右……"

我的心不禁一沉。这正是从事睡眠科学研究工作的所有人最害怕听到的请求。并非我们不愿施以援手，我们绝对是想帮忙的。我一向热情地主张要大力普及具有实证基础的睡眠建议，通常也会尽己所能地遵照对方的请求，给出 3 条、5 条或是 7 条睡眠秘方。但我实在满足不了字数方面的要求。问题就在于，出现睡眠问题的时间越久，就越是难以只通过寥寥几条宽泛的建议或秘方来改善睡眠质量。

虽然睡眠科学不像火箭科学那么艰深，但睡眠系统同样是由多个部件组成的。系统发生故障的时间越久，把这些部件修补成原样的难度就越大。

因此我得承认，当有人把时任《每日电讯报》（*Telegraph*）专栏作家的米兰达·利维（Miranda Levy）介绍给我，我在接起她的电话时是有些不情愿的。"花不了太长时间的。"我这么想着，走出了图书馆。

然而 40 分钟之后，我们的通话还在继续，我已经绕着停车场走了整整 15 圈。我突然想起，自己的电脑还留在图书馆里开着机，桌上的咖啡也早凉了。我得赶紧回去。

米兰达与其他求助者都不一样。她并不是只想知道针对失眠症有哪些推荐治疗方案，还希望彻底弄清楚原理。我还记得，大约在这通电话过半的时候，她说："我知道这种方法，也试过了，但并没有效果。"

这不是媒体人通常会说的话，只有多年深受睡眠障碍困扰的人才会这么说。我深吸了一口气，决定动真格的，把那些研究证明最为行之有效的治疗方法推荐给她。

如果你多年来一直在与睡眠问题搏斗，那么在面对每一种新"疗法"时，难免都会有所怀疑。毕竟，各种药方良莠不齐，真假难辨；而且可悲的是，在睡眠领域，冒牌疗法实在是屡见不鲜。

在你拿起本书时，或许也会这么想：看起来不错，但这真的能帮到我吗？

我无法保证，但可以预测：米兰达的故事既能令你感到有趣，也会教给你一些新的东西。如果本书能够帮助一部分读者免于重蹈覆辙，那么它就称得上颇具价值了。但我还希望，本书能发挥更大的作用。

失眠症是一种孤独的疾病。原因不仅仅在于，当别人都已入睡时，只有你醒着。还有一个原因是，被剥夺了睡眠的大脑会发生一系列变化。

进化让我们的大脑将睡眠不足视为一种警报。我们的祖先保持清醒的原因往往是要警惕掠食者，而不是为了在网上刷剧。因此，睡眠时间过短会导致我们进入高度警觉的状态，对潜在的敌人更加敏感。在我们眼中，中性的表情会变得更具威胁性，我们还会本能地希望从社交场合中抽身。随着大脑调用能量去进行自我防御，用于理性决策的资源就变得不足了。于是我们就会变得更冲动，难以控制自己的情绪。

短期而言，这意味着我们可能会变得脾气暴躁。而长期来看，我们将难以集中注意力，难以学习和记忆，难以产生共情，难以做出理性的决策。

如今我们已经知道，睡眠与心理健康是密不可分的。与睡眠状况良好的人相比，睡眠状况不佳的人患焦虑症及抑郁症的风险要高出一倍多。对于那些彻夜难眠、忧心忡忡的人来说，这一点并不意外。不过这件事也有好的一面：改善睡眠状况，就能有助于促进心理健康。

和对睡眠科学充满热情的大多数人一样，我之所以会投身这一领域，也是出于偶然。我一向对能让人感到幸福的东西很有兴趣，所以希望成为一名医生，这样就能帮助他人了。我的成绩还不错，因此成功考上了医学院，并获得了学士学位。但在大四那年，当我们开始与那些活生生的、并不幸福的人接触后，我悲哀地发现自己对如何应对医生每天都会经历的情感跌宕，竟然束手无策。

由于无力应对这种状况，我也去看过医生。和数百万其他人一样，我也被开了抗抑郁药，当时我22岁。要接受谈话治疗，必须排队等上6个月。抗抑郁药大量的潜在副作用把我吓坏了，于是我并未选择依靠药片来走出职业生涯困境，而是将这些药扔进垃圾箱，然后退了学，转而寻求其他出路。

在医学院，我们并未学到太多关于睡眠的知识——尽管睡眠不足，尤其是酒精引发的睡眠不足在我们当中十分常见。在我的印象里，各门课程将身体和大脑细分成了单独的系统：心脏与循环系统，肾脏、肺与呼吸道，消化系统，免疫系统，等等。关于失眠症的内容被塞进了一节时长 50 分钟，有关睡眠呼吸暂停、发作性睡病和不安腿综合征的课里。其中，只有发作性睡病让我们这些刚入门的医学生产生了一丝兴趣。这种疾病的患者会突然陷入睡眠，有时会相当戏剧化。但在英国，约有 10% 的人患有失眠症，而发作性睡病患者在人口中的占比仅为 0.1%。

几年后，我又回到了大学，完成博士学业。我依旧对幸福的原因感兴趣，于是决定研究幸福者为何往往比悲观者更长寿。这一领域被称为"心理生物学"（psychobiology），研究的是思想、行为与生理机能之间的关系。我在上医学院时并未留意过这一研究领域，但它极富启发性。事实证明，积极的情感体验，例如幸福、满足等，会对应激激素、血压以及炎症等生理反应产生可量化的直接影响。那么，怎样才有助于调节并振奋自己的情绪呢？答案包括锻炼身体、健康饮食，以及至关重要的一点——良好的睡眠。

睡眠能使我们心情舒畅、神清气爽，有助于学习和集中注意力，还能帮助我们管理体重、增强自制力、减少健康风险，而且它是完全免费的。尽管接受过基本的医学训练，但发现这一点还是令我大吃一惊：在任何时期，由于受到失眠症的困扰，每 10 个成年人中都至少有一人无法欣然享用良好的睡眠这一灵丹妙药。以下发现甚至令我更为惊讶：针对失眠症的首要推荐疗法，竟然不是药物，而是一种具有实证基础的非药物疗法，即失眠症认知行为疗法（CBTi）。在本书中，你将了解到关于这种疗法的更多知识。

我从牛津大学教授、睡眠科学领域的传奇人物科林·埃斯派（Colin Espie）那里学到了关于睡眠的知识。以临床心理学家的身份在英国国家医疗服务体系中工作了数十年之后，科林以及一名曾经的患者决定创立一个名为"睡哦"（Sleepio）的数字化项目，旨在普及失眠症认知行为疗法。我先是花了6年时间研究并宣传睡眠的重要性以及数字化的失眠症认知行为疗法，后来又成了一名独立的睡眠"传道者"。我曾先后与个人、公司、医务工作者、顶尖运动员、军方和警方合作，帮助改善人们的睡眠状况，提升其工作表现与成绩。我想，我所从事的或许是全世界最美好的职业了。

我之所以要讲述自己不同寻常的职业轨迹，是希望为米兰达将要讲述的医疗经历提供一些背景。医学培训无疑在不断发展，而且幸运的是，在英国国家医疗服务体系内，想要获得针对心理健康问题的谈话治疗已经变得容易多了。然而在睡眠科学这一领域，许多执业医生接受的培训仍然很有限。他们所接受的训练，恐怕并不能揭示生活中的各种事件，以及人的思想、行为、生理症状和支持网络之间的深层关联，这些因素都会对情绪状况的好坏以及睡眠质量的高低产生影响。

如果你因为睡眠状况不佳去看全科医生，即使这位医生医术高明、医道严谨、医德高尚，也很难在8分钟的问诊时间内对可能的病因做出全面评估，继而深入探讨各种治疗方案。面对现实吧——还是开个药方省事。如果患者就是抱着自己需要吃安眠药的信念来看医生的，那么恐怕只有无比坚决的医生，才能帮助他们接受其他治疗方案。

当米兰达告诉我她正在写这本书时，我简直欣喜若狂。原因有三。

首先，我知道无论这个话题多么灰暗，米兰达讲述故事的高超技巧都能让这本书读起来充满乐趣，情节跌宕起伏，扣人心弦。

其次，我希望你或是你在意的某人，能在重蹈米兰达的覆辙之前就读到这本书。任何人都可能经历睡眠质量不佳，本书将有助于你避开常见的危险，在治疗方面少走弯路。

最后，如果你正在受到睡眠质量的困扰，我希望本书能够让你感到自己并不孤单。你可能会认为自己面临的挑战是独一无二的，这种想法很正确。没有人曾经历过你所经历的生活。然而我希望，此后的一页页内容能帮助你意识到，你的种种感受是合理的，行之有效的治疗手段也是存在的，而且无论状况看上去有多糟糕，希望一直都在。

免责声明

如果你是受到失眠症困扰的数百万成年人中的一员，并且对此感到担忧，请向医生或者有资质的医疗从业者倾诉。本书作者并非医护工作者，在本书将要讨论的问题上，也并非专业人士。本书表达的是作者的自身经历以及对这些问题的看法。作者还在书中提到了其他人的观点，并做出了解释。本书的意图不在于诊断或治疗疾病，也不应被用作此用途。对本书中提到的各种观点与信息，如何运用完全由读者本人自行决定，相应风险也完全由其本人承担。

目录

序幕

第三年

6 月 29 日　　　　　　　　　　睡眠时间：0 小时 0 分钟

深夜 11 点 47 分。重重的关门声响起，邻居家十来岁的男孩从酒吧回来了。又过了一个小时，最后一班地铁呼啸而过。我在枕头上摩挲着，试图触碰到些许凉意。我不愿开窗，因为害怕听见清晨的第一声鸟叫——这意味着新的一天即将开始，而我，再次失败了。在努力入睡的征途上，我又失败了。而在别人看来，睡眠本应是一项基本人权。

然而，我并不是一名被不遵守《日内瓦公约》的敌人俘虏的战俘，没人剥夺我的睡眠，我没有被五花大绑、连通电极，也没有霓虹灯整夜照着我的脸。我的卧室里挂着遮光窗帘，独自一人躺在最大号的床上。我的敌人是自己那忘记了应当如何按下关机键的大脑与身体。

我又翻了个身，使劲拽着羽绒被，直到它拧得如同被嚼烂了的箭牌口香糖一般。现在，我应该将思绪安放在何处呢？我已经筋疲力尽，无力阅读：在我眼前，一个个单词仿佛在翩翩起舞，而且，哪怕只是捧起书都会让我的身体疲惫不堪。有些夜晚，我会在脑海中构思小说，为角色们安排好完整的发展轨迹。但我实在太累了，握不住笔，写不了字。

今晚我打开了广播，调到体育频道，两名尖酸刻薄的 DJ 正在主持一档午夜场节目。我不知道自己为什么要听这些内容，但听着两位主持人拿一些与我本人生活无关的事情打趣，我感到了些许安慰，也消除了"抛弃"家人、朋友和工作所产生的负罪感。

已经是凌晨 3 点 56 分了。我依旧醒着，盯着闹钟上的红色数字。我发现，在一片漆黑中出现了一丝灰色的光亮。飞机开始在空中盘旋；送奶工开始干活儿了——如今谁还订牛奶啊？这时，结局到来了：鸟儿开始发出破晓的鸣叫，标志着无休无止的又一天开始了。

全世界的人都在向东升的朝阳敬礼。而我，简直恨死它了。

五年前

1 月 15 日　💤　**睡眠时间：每晚 8 小时，有时 9 小时，甚至 10 小时**

我叫米兰达。我喜欢玩酒吧小测验，喜欢喝伯爵茶，尤其是在周五送完孩子上学后和其他家长一道喝。我还喜欢在杂志付梓之际喝一大杯兑了汤力水的孟买蓝宝石金酒，喜欢披头士，喜欢玛吉·奥法雷尔（Maggie O'Farrell）的小说，喜欢光顾酒店，喜欢珐柏涂料，喜欢我的蔻依牌手提包，喜欢滔滔不绝地聊天和开怀大笑。至于睡眠：晚上 9 点半就上床是一种特殊优待。我有两个正在上小学的孩子，他们总会为

我带来惊奇与快乐。

我讨厌无知，讨厌对撇号的错误使用。

然而在接下来的 10 年里，我将不再知道自己喜欢什么、讨厌什么。有时候，我简直难以认出自己的外表和性格。在我经历"失眠崩溃"以及随之而来的"精神病学狩猎"期间，我将丢掉工作、住房、外表——一度还将失去家庭。当然了，我还将失去理智。

事实上，我将要得到的唯一东西，就是很大一堆的体重。

5月12日　　　　　　　　　zzz 睡眠时间：8 小时 15 分钟

现在是我 40 岁生日的当晚。我想一切都已经搞定了。这个周末，我将在自己位于北伦敦的维多利亚式排屋的后花园里，举办一场梦幻派对，招待 60 位朋友。

在试着穿搭一条约瑟夫牌印花连衣裙和一双玛丽·简牌紫色皮鞋时，我不禁感觉自己受到了好运的眷顾。在为多家女性杂志以及全国性报纸当了 16 年记者之后，我刚刚成为一家顶级育儿杂志的主编。我有两个聪明又漂亮的孩子，还有一位从事专业技能工作的帅气丈夫。

我的衣橱里满是最时尚的鞋子和手提包。我并不是想炫耀，但我的确心满意足。

第一年

黑夜降临

4月8日　　　　　　　　　　　💤 **睡眠时间：8 小时 32 分钟**

今天轮到我送孩子上学，但我上班快迟到了。我在地铁站附近停好车，很快坐上了一辆地铁。今天早上我们有一场会议，要在 11 月颁发杂志的年度大奖之前，讨论婴幼儿用品的测评情况，包括婴儿车、儿童座椅、尿布等。生产吸奶器的那些家伙又开始叨扰我们了。

我干这份工作已有两年，愈发得心应手。我花了不少时间，组建起了一支才华横溢的团队。我们重新设计了整本杂志，我还两度获得英国杂志编辑协会专项奖的提名。

在如今这个由"平台"和"学习"主导，名词作动词用、动词作名词用的时代，大家都将杂志称为"产品"。组装出一件"产品"会给我带来极大的满足感。监督作者和设计师的工作，以及探索杂志行业内容之外的商业维度，都令我收获颇丰。

女性杂志行业总是光彩夺目的，即便是关于婴幼儿的女性杂志。在职业生涯的早期，在为多家全国性小报效力之后，我也曾在好几家时尚杂志的编辑部工作过。如今我的主要职责之一，就是在公园路的某家酒店里，和一位名流共同颁发杂志评出的奖项。在晚宴之前，我需要走上讲台，在电子提词器的指引下，面向 600 位来宾致欢迎辞。

我工作的其他内容还包括为小明星拍摄照片，并和他们共进咖啡。今年早些时候，副主编和我出席了一场由时任伦敦市长的鲍里斯·约翰逊（Boris Johnson）主办的活动。我们找到略带醉意、被众人围着说个不停的鲍里斯，向他抱怨伦敦地区的路况十分不利于推着婴儿车的父母。"希望在牛津街上能有一条婴儿车道！"我们边提出这个要求，边在茫然不知所措的鲍里斯胸口戳了戳。

能在这家出版公司工作，我很开心。我和老板相处得也不错。还有迹象表明，一旦某家规模更大、更主流的杂志的现任主编另谋高就，我将被推荐为继任者，这件事发生的可能性相当高。

在讨论颁奖事宜的会议结束后，我在索荷广场的一家餐厅里与一位作者共进午餐，然后审了些稿，又浏览了可能会在杂志上使用的新插图。一天就这样飞快地过去了。我匆匆赶回家，将孩子放学后忙得焦头烂额的保姆解救出来。我给孩子泡了澡，哄他们去睡觉，然后给自己倒了一杯黑比诺葡萄酒。一杯还不尽兴，我又倒了一杯。随后我看了看与即将进行的选举有关的聊天节目，又在手机上查了查电子邮件。

大约到了晚上 10 点半，我泡了个澡，看了会儿书，然后就立刻睡着了。我在第二天早上 7 点之前醒了过来。

7 月 16 日　　　　　　🅩 睡眠时间：7 小时 22 分钟

我的手里拎着两个沉甸甸的超市购物袋，穿过前门。刚刚结束甩脂机训练的我，还处在健身的节奏之中。每逢我不用坐班的"魔幻星期五"，我的常规日程安排就是这样。但当我发现丈夫正在客厅里站着时，不由得吃了一惊。

此时我 42 岁，丈夫比我年轻几岁。我们在一起已有 13 年，结婚也有 9 年了。然而，忙碌的工作，加上抚养两个出生间隔仅为 20 个月的孩子所造成的疲惫，导致我们之间开始出现裂痕。我知道，一段时间以来，我们的关系已经出了问题，但我将注意力转移到了工作、朋友和家庭上。他开始说话了。由于心烦意乱，我只听清了他所说的部分内容。不过结论是明确的：他希望结束我们的婚姻。

我曾听人说起过所谓的"滑动门时刻"（Sliding Doors moment）①，还有仿佛脚下的地毯被突然抽走的体验。现在我体会到了这是怎样一种滋味。从现在开始，一切都不可能再回到原样了。

我记不起接下来发生了什么，但我知道自己还有一项使命要完成。我不会撒手不管。第二天是我儿子的 6 岁生日派对，而我准备为他做一个足球场造型的蛋糕，那两个超市购物袋里装的就是新鲜糖霜、绿色食用色素和几个微型球门，我甚至已经在纸上画好了足球场上的各种线条。这将是一项了不起的成就，毕竟我并不是烘焙能手。不知怎的，我在宛如梦游的状态下依旧烤完了蛋糕。其间我曾给最好的朋友打过电话，并失声痛哭起来。但在大多数时候，我都仿佛行尸走肉一般。

我例行公事地完成了睡前要做的一件件事情，大约在晚上 11 点上了床。但我直到凌晨 2 点过后才睡着，4 点半左右便醒了。我感到自己精神恍惚。我可不想再来一次啊！

---

① 指的是一个人表达出联结（被依赖、被认同等）的需求时，伴侣可以选择打开门走进来，也可以选择关上门离开，这是发展亲密感的关键时刻。——译注

7月17日　　　　　　　　　💤 **睡眠时间：2 小时 13 分钟**

儿子的足球主题生日派对顺利举行，但我对此的记忆是一片空白。

7月18日　　　　　　　　　💤 **睡眠时间：0 小时 35 分钟**

"再来一次"指的是多年前我曾有过的一段为期 6 个月的失眠经历。当时已临近圣诞节，我突然呕吐起来，腹部传来一阵剧痛。当时孩子们还没上幼儿园，于是我认定自己是被孩子身上的肠胃寄生虫感染了，从而引发了这些症状。连续三天，我都被全科医生劝回了家，直到第四天清晨，我终于被送进医院急诊室，诊断是阑尾破裂。

于是，我在圣诞节当天因腹膜炎和败血症接受了紧急手术。医生告诉我，我能活下来就已经很幸运了。

虽然得益于外科医生的高超医术，我的身体得以恢复健康，但是在嘈杂刺眼的英国国家医疗服务体系病房里打上两个星期的抗生素吊瓶，这段经历严重地扰乱了我的睡眠。令我惊讶的是，当我终于回到自己漆黑、安静的卧室后，睡眠状况依旧毫无改善。

接下来的几个月里，失眠导致我什么也做不了，既无法从事写作这份自由职业，也无法全身心地照顾两个宝宝。医生偶尔会为我开几片安眠药，会有点用，但药效只能持续几个小时。就在这时，我的丈夫挺身而出了，对此我将永远心存感激。尽管我仍试图竭尽所能地履行一个母亲的职责，但我的亲吻已经变得三心二意；光是为了给孩子泡个澡、读个睡前故事，我就要花上一整天的时间来让自己振作起来。

在我看来，故事书里的文字宛如天书。无论是金凤花姑娘、女巫麦格和小猫莫格，还是查理与罗拉，书中的这些角色全都串通好了要嘲笑我，因为他们总是能够安然上床睡觉。

终于，在丈夫的支持以及一位好心的精神科医生帮助下，我的情况开始改善了。这位医生给我开了"低于临床剂量"的曲唑酮（trazodone），告诉我少量服用这种抗抑郁镇静剂有利于睡眠。虽然几乎难以察觉，但我发现自己每晚都能睡得更久一些了。渐渐地，我又振作起来。在这之后的 4 年里，我的情况好极了，好到用"好极了"都不足以形容的程度。我得到了顶级育儿杂志的主编职位，而且每晚都能睡上八九个小时，甚至 10 个小时。

可是这一次，我没有时间去恢复，也失去了丈夫的支持。我给 4 年前曾为我看病的顾问医生①打了电话，但是他已经退休了。仅仅是有几个晚上睡不着觉，我真的希望就此找一位新的专科医生，重温一遍往事吗？

---

① 顾问医生相当于中国的主任医师。——编注

ZZZ小知识

关于失眠症

什么是失眠症？

"失眠症"一词可用来描述下列症状：

- 难以入睡或保持睡眠；或者睡眠"无助于恢复精力"，也就是说，早上起床后，你并不会感到神清气爽；

- 尽管有时间睡觉，而且没有外部因素干扰，仍受到睡眠问题的困扰；

- 第二天完成某些任务时感到气恼和力不从心——这正是失眠的严重副作用。

失眠症有多普遍？

研究显示，30% 的成年人存在睡眠问题。根据某些研究的估计，这一比例甚至高达 50%。据说，每 10 个人中就有 1 人受困于慢性失眠。

我认为可以这样说：几乎所有人都至少有过几个睡眠不佳的夜晚，也都知道这足以导致自己多么萎靡不振。

哪些人患上失眠症的风险最高？

失眠症可能在任何时间，将魔爪伸向任何人。但如果你符合下列描述，受其折磨的可能性会更高：

- **女性**：某篇论文表明，女性患上失眠症的风险比男性高 40%。在怀孕期间，以及会出现夜间盗汗与激素分泌变化等现象的更年期，女性都更有可能遭遇睡眠问题。在工作之外，女性往往还肩负着更多照顾年幼子女与年迈父母的责任。难怪我们常常会感到压力重重。

- **超过 60 岁：** 随着渐渐老去，生物学上的变化会让我们越来越难以入睡。例如，有些老人的昼夜节律（即生物钟）会发生改变，导致他们在傍晚就感到困倦，第二天又会过早地醒来。某些与年迈相关联的疾病，例如慢性阻塞性肺疾病（COPD）和阿尔茨海默病，也可能引发失眠症。

- **患有睡眠呼吸暂停：** 这种疾病会导致患者短暂但频繁地停止呼吸，从而令夜晚变得支离破碎。

- **患有生理疾病、情绪悲痛，或是对某件事情感到担忧。**

- **昼夜节律不规律：** 这或许是因为你在工作日压缩睡眠时间，试图在周末弥补欠下的"睡眠债"；或许是因为你需要上夜班，或者经常跨时区旅行。长途飞行员给出的克服时差入睡的建议，见第243 页。

失眠症分为哪些类型？

急性失眠症持续时间较短，是最为常见的类型。它与压力相关，病因可能在于工作方面的担忧，例如求职面试，也可能源自心爱之人的离世。

这种类型的失眠症通常会在几周内消退。这种失眠症又被称为"适应性失眠症"，其病因还可能在于：

- 噪声与光亮等环境因素，例如新家尚未挂上窗帘、邻居家派对声音太大、新生儿的哭闹等；

- 睡在自己不熟悉的床上，例如住酒店；

- 身体不适，例如术后疼痛、背部不适、过敏等；

- 某些非处方药的副作用。止痛药强效阿纳丁（Anadin Extra）和治疗感冒与流感的比成斯胶囊（Beechams）含有会干扰睡眠的咖啡因；帮助保持清醒的药物，例如咖啡因片和瓜拉纳（Guarana），含有大量咖啡因，实在无助于睡眠。

如果你的睡眠问题以每周至少三天的频率，持续了超过三个月，医生就会诊断你患有**慢性失眠症**。这一类长期失眠的病因可能包括：

- 睡眠卫生（见第 18 页）状况糟糕；

- 生理疾病，如哮喘、甲亢、胃食管反流和帕金森氏病；

- 与睡眠相关的疾病，例如睡眠呼吸暂停（见第 181 页）；

- 精神疾病，如抑郁症、焦虑症和创伤后应激障碍。睡眠障碍在常见的精神疾病中十分普遍。睡眠科学家、也是我的导师索菲·博斯托克曾说过："压力会以各种各样的形式来袭。换句话说就是，压力极易被唤醒，或是无法被平息。你甚至有可能意识不到自己正承受着压力，但你时刻都处于'应激'的状态。"

- 药物，例如抗抑郁药物和类固醇——也就是说，抑郁症和抗抑郁药物都会引发失眠；

- 生活方式，例如需要倒班，或是频繁地进行长途旅行。你的昼夜节律指挥着睡眠 - 清醒周期和新陈代谢，也调节着体温。这种自然节律一旦被扰乱，就有可能让你在想要睡觉时无法入眠。

7月19日   💤 **睡眠时间：0 小时 0 分钟**

我感到气恼、疲惫，对未来忧心忡忡。周日晚上，我拜访了身为治疗师的朋友 P，她是我孩子同学的家长，我们成为闺密已有一段时间了。出于职业伦理考虑，P 不会正式为我提供建议，但她推荐了一位同事。我将此人的名片塞进了口袋里。

P 表示，我现在应该"优雅""克制"地对待已经成为过去时的伴侣。

她还说，对我而言，最重要的事莫过于睡上一觉，这样我才能继续料理好生活中的其他事情——她很清楚，我曾有过一段失眠的经历。

我想试试安眠药。在那段"迷你版失眠崩溃"期间，我曾短暂、间歇地服用过安眠药。药物偶尔能够让我睡上几个小时。P 没法为我提供建议，但我决心第二天去看全科医生，请他为我开些药。

7月20日   💤 **睡眠时间：0 小时 0 分钟**

总是睡不着觉让我觉得头晕目眩。在上班的路上，我在无须预约的本地全科医生门诊部停了下来。我对医生表示，自己的个人生活遭遇了一些不幸。医生很忙碌，几乎没有抬头看我，便用绿色的处方纸为我开了两周的替马西泮（temazepam），这是一种老式安眠药。他还加大了我已在服用的曲唑酮的剂量。在过去 4 年里，为了帮助入睡，我一直在少量服用这种抗抑郁药物。

离开门诊部，我接着去上班。面对新的一天，我心存感激、备受鼓舞，觉得今晚一定能够睡上一会儿。在周一的例行汇报中，我把发生在自己身上的变故告诉了老板——我们是朋友。她很同情我，表示我可以请假去就医；如果有需要的话，甚至还可以歇上一段时间，去接受"夫妻治疗"——我已下定决心，要试着挽救自己的婚姻。

她也认为，对我而言最重要的事莫过于睡上一觉。

ZZZ小知识

失眠症的医疗措施

凑巧的是，我的嫂子 S 正是一位医术精湛的全科医生。在我"失眠崩溃"期间，她一直都在职业伦理允许的范围之内倾尽全力帮助我。

S 无法代表所有全科医生的意见，但关于你应该如何向医生抱怨失眠问题，她给出了下列建议：

全科医生处理失眠问题的方式各不相同，我会尽量避免给患者开安眠药。医生们很早就认识到了服用这类药物的风险，但可悲的是，某些糟糕或者过于忙碌的全科医生还是会草率地开具这样的处方。

对我而言，如何治疗取决于导致失眠的原因是什么。如果某位患者正在经历"急性危机"，比如丈夫在上周去世了，我可能会为她开些安眠药。但在这样做之前，我会小心翼翼地解释清楚：这些药物有着立竿见影的效果，但也因此存在一个问题——容易成瘾。我会给患者开 7 天的药量，并且建议一周只吃三次药，最好不要连着吃。然后我会做好记录：不要再给这位患者开更多药了。

如果两周之后患者再度登门，而且情况没有任何改善，我可能会试试阿米替林（amitriptyline）。这款老式抗抑郁药物能起到镇静的作用。

如果患者患有慢性失眠症，我会采取另一种治疗方式。我会尽可能深入地探究引发睡眠问题的根本原因。有些患者患有会导致心情抑郁的疾病，或是"睡眠焦虑症"。我经常谈论"睡眠卫生"问题（见第 18 页），但说老实话，这些失眠症患者中有 75% 的人都已经尝试过各种睡眠卫生建议了。有时候我也会提出具体的建议，假如房间里太亮，就挂上遮光窗帘，或是不要再吃黑巧克力，因为其咖啡因含量高得惊人。

然而对于失眠已有一段时间的患者来说，改善睡眠卫生状况恐怕难以奏效。事实上，做出某些不同寻常的尝试，例如改变就寝习惯、睡前不再看电视，可能反而会导致雪上加霜。

全英国范围内的患者都有机会接受谈话治疗。在我所处的区域，就有一个专门的项目。不过这个项目不是特别针对失眠症的，而且我也知道，这种治疗方式的疗效因人而异。

如果我真的决定要开药，很可能会开最低剂量的佐匹克隆（zopiclone，见第 21 页）。之前也说过，我一般只会开 7 天的药量，我的某些同行可能会开 14 天的药量。我已经记不清自己上一次开替马西泮是什么时候了。

此外，我偶尔会开安定（diazepam/Valium），作为一种苯二氮䓬类药物，它是替马西泮的"表亲"。我会在两种情况下这样做：其一，患者患有严重的背部疼痛；其二，患者患有"激越性抑郁症"，这种疾病的特征是烦躁不安和难以忍受的焦虑。针对这种疾病的首选抗抑郁药物名为"选择性 5- 羟色胺再摄取抑制剂"（SSRI）。但在服用这类药物后的初期，患者的状况会变得更糟。

如果我要给患者开安定，那么我会开低剂量，疗程两周，每日最多服药三次。

如果某位失眠症患者一再回来找我，我就会开始询问他们是否感到抑郁，考虑为其开抗抑郁药物。从第二次问诊开始，我会询问患者的心情如何：是否感到心情低落、毫无希望。我会使用英国国家医疗服务体系提供的诊断工具。

选择性 5- 羟色胺再摄取抑制剂可以说是抗抑郁药物的"黄金标准"，例如西酞普兰（citalopram）或舍曲林（sertraline）。对于90%的患者，我都会开这一类药物。至于剩下 10% 的患者，我会开米氮平（mirtazapine）。如果患者的情况在 8 周内仍无改善，我会加大剂量；这之后再过一个月，我就会尝试另一款选择性 5- 羟色胺再摄取抑制剂；如果患者的情况仍无法改善，我可能会在选择性 5- 羟色胺再摄取抑制剂之外，加开米氮平。这样一来，患者就是同时服用两种药物了。根据我的经验，这种做法是有效的。

但是，如果患者的症状在 5 ~ 6 个月后仍未缓解，并且发展成了我没有能力治疗的某种心境障碍，我就会建议患者去看精神科医生。不过这种情况很少见，我想在过去两年间，我只遇到一位患者需要去看精神科医生。

7月21日　　　　　　　　　　　　　　　**睡眠时间：0 小时 0 分钟**

　　我想起曾听人们谈起过所谓的"睡眠卫生"问题，于是便上网搜了搜，应如何打造出"干净"的夜间睡眠环境。搜索结果如下：

　　照射足够多的自然光。和夜间的黑暗一样，在白天晒太阳也有助于保持健康的睡眠 – 清醒周期。

　　定期锻炼身体。仅仅进行 10 分钟的有氧锻炼，例如散步或骑自行车，便能够极大地改善睡眠质量。但是，在接近入睡时进行高负荷运动会刺激肾上腺素的分泌，反而令你产生兴奋感。

　　白天少打盹儿。关于打盹儿，各种意见并不一致。有些专家认为压根儿不应该打盹儿，另一些专家则认为，在距离入睡的 6 小时之内不应打盹儿，或者打盹儿时长不应超过 20 分钟。但共识是，应该限制白天的睡眠时长。

　　确立一套能让自己放松下来的睡前流程。有规律的睡前流程有助于身体进入入睡模式，流程中可以包括以淋浴或泡澡的方式洗个热水澡。得克萨斯大学的一篇研究论文将泡澡称为"以水为基础的被动性身体加热"，很有喜感！

　　睡前还应当尽量避免会导致情绪波动的对话与行为，例如收看充斥着坏消息的《十点新闻》。

　　不吃油腻和难以消化的食物。对某些人而言，高脂、油炸或辛辣的食物可能导致消化不良。如果在临近入睡时吃了这类食物，便可能引发胃灼热，从而影响睡眠。

　　避免在临近入睡时摄入咖啡因、酒精和尼古丁等刺激性物质。饮酒的关键在于适度。众所周知的是，开怀畅饮有助于你更快入睡，但倘若在临近入睡时饮酒，那么随着你的身体开始分解酒精，后半夜的睡眠可能会被扰乱。

　　确保周围环境有助于睡眠。你的床垫与枕头应当舒适，被子最好由天然材料制成。卧室中应保持凉爽，18 ～ 21 摄氏度为宜。灯、手机和电视屏幕发出的蓝光会抑制睡眠激素褪黑素的生成，也可能导致你难以入眠。所以，在入睡前一个小时就关掉它们吧——在这一点上，只能祝你好运！

　　使用遮光窗帘、眼罩、耳塞、加湿器、电扇等设备。这些设备有助于让周围变得更黑暗、更安静、更放松，从而改善睡眠环境。

ZZZ小知识

安眠药、抗抑郁药物与其他"助眠药"

安眠药与抗抑郁药物不是一码事。

安眠药又称催眠药，是一种短期解决方案；抗抑郁药物则被认为能够长期改善心境。

苯二氮䓬类药物

最为声名狼藉的催眠药当属以"泮"这个字结尾的苯二氮䓬类药物。这类药物属于镇静剂，会增强人脑中一种名叫 γ - 氨基丁酸（GABA）的化学物质的作用，γ - 氨基丁酸能使你更加平静和困倦。

　　如今，医生会尽量避免使用苯二氮䓬类药物，因为人们早已发现，这类药物具有使人产生依赖乃至成瘾的风险。

　　在我向全科医生寻求建议的那个时期，英国国家卫生及医疗优化研究院（NICE）发布的指导方针规定，只有在失眠症非常严重，会导致患者功能丧失或极度痛苦时，才能使用苯二氮䓬类催眠药，且用药量应为最低限度，疗程最长为 4 周，尽量不要连续服药。如今，医生通常不会再推荐使用苯二氮䓬类药物治疗失眠症了。但我听到有传言说，酒吧里常常会提供这类药物，就像提供花生米一样。

　　不同的苯二氮䓬类药物有着不同的"半衰期"，也就是它们在人体中保持活跃的时长。安眠药的半衰期较短，镇静剂则会在人体内停留更长时间。据说，半衰期较短的药物，其成瘾性也更强。

　　苯二氮䓬类药物包括：

　　替马西泮（一种医生几乎不会再开的安眠药）和**安定**（又被称为"妈妈的小帮手"）。在 20 世纪 60 年代，医生滥开安定的问题一度十分严重。

　　医院里常常会使用**劳拉西泮**（lorazepam）；而利眠宁（Librium）又称**氯氮䓬**（chlordiazepoxide），被用于帮助戒酒。

　　声名狼藉的约会迷奸药罗眠乐（Rohypnol），也是一种苯二氮䓬类药物，即**氟硝西泮**（flunitrazepam）。

　　氯硝西泮（clonazepam）药品名为利福全（Rivotril），被用于治疗焦虑症，也曾是我的"入门级"药物。

　　在下文中我们将会看到，苯二氮䓬类药物给我带来了大麻烦。

这类药物的副作用可能包括：

- 困倦

- 头晕

- 混乱迷惑

- 肌肉无力

- 记忆衰退

- 难以停药，产生依赖

Z 类药物

如今，大多数全科医生都不会使用苯二氮䓬类药物了，而是会给失眠症患者开某种 Z 类药物，在英国通常是佐匹克隆。Z 类药物是作为苯二氮䓬类药物的替代品被研发出来的，据称同样能够有效治疗失眠症，但成瘾性更弱。许多医生依旧相信，患者较不容易对这类药物上瘾。

Z 类药物包括**佐匹克隆和唑吡坦**（zolpidem），药品名分别为忆梦返（Zimovane）和思诺思（Stilnox）。给药品取名字的营销专家总是会借名字向你许下美好的诺言。在美国，唑吡坦的药品名为安必恩（Ambien），令人联想到印度果阿令人神魂颠倒的彻夜狂欢。

2015 年，英国国家卫生及医疗优化研究院指出："指导方针认为，并无有说服力的证据证明，就有效性、不良副作用、潜在的依赖性或被滥用的可能性而言，在 Z 类药物与活跃时间更短的苯二氮䓬类催眠药之间，存在具有临床意义的差别。"

换句话说就是，二者同样糟糕。

在医生最初给我开 Z 类药物的时候，针对这类药物的指导方针与针对苯二氮䓬类药物的别无二致：疗程最长为 4 周，只能间歇服用。但在 2020 年 1 月，指导方针发生了变化。英国国家卫生及医疗优化研究院建议，只有当非药物疗法均不奏效，且失眠症非常严重，会导致患者功能丧失或极度痛苦时，才能开催眠药，用于 2 ～ 4 周的短期治疗。

在写作本书时，我断断续续地服用这些药物已有 10 年了。

Z 类药物的副作用同苯二氮䓬类药物类似。博斯托克表示，二者都会导致患者的死亡风险上升。真行！

其他安眠药

抗组胺药物（antihistamine）主要用于治疗花粉症和其他过敏症，可能会令人发困，因此也被用于治疗短期睡眠问题。这类药物是非处方药，例如苯海拉明（diphenhydramine）和异丙嗪（promethazine）。

针对失眠症患者，有些精神科医生会开异丙嗪，也叫非那根（Phenergan），而不是苯二氮䓬类药物。这种药对某些患者似乎有效，但对于像我一样亟须镇静的患者来说，抗组胺药物甚至连隔靴搔痒的作用都起不到。不过对我来说，这类药物之所以无效，部分原因可能在于我的心态：我还记得小时候，曾经为了治疗晕车吃过非那根，所以我并不太把这种药当回事。

这类药物的副作用可能包括：

- 困倦，协调性、反应速度和判断力下降，因此需要开车或操作重型机械的人不建议服用

- 口干舌燥

- 视线模糊

- 排尿困难（这是显而易见的）

褪黑素是一种天然存在于身体内的激素，发挥着调节昼夜节律的作用。大脑在夜间会生成更多褪黑素，令人感到困倦。日光会抑制褪黑素的生成，于是你便会醒来。

制药公司在实验室里合成褪黑素已有一段时间了，最常见的是褪黑素药片。人工合成的褪黑素常常被用于调节睡眠－清醒周期，例如用来倒时差或适应倒班，但它实际上并未被列为治疗失眠症的药物。

在美国，你可以在药店里买到褪黑素，在机场就经常能够见到。2007—2012 年，非处方褪黑素的使用量增加了一倍多，有报告称，在美国服用这种药物的人数多达 310 万，占美国总人口的 1.3%。

在英国，被批准使用的含褪黑素药品只有一种，属于处方药，因为英国医生觉得这种药可能会使人产生依赖。实际上，褪黑素只被允许用于 55 岁及以上的患者，疗程最长为 13 周。不过有些精神科医生也会为更年轻的患者开这种药。

其副作用可能包括：

- 头疼

- 眩晕

- 恶心

- 困倦

抗抑郁药物

据说，抗抑郁药物发挥作用的原理是增强或延长大脑中某些化学物质的活力，例如5-羟色胺（serotonin）和去甲肾上腺素（noradrenalin）——这是两种会影响心境的神经递质。在互联网上和医生的诊室里，类似的介绍随处可见。尽管抗抑郁药物似乎对某些人的确有效，但令人困惑的真相却是，就连专家也没有完全搞清楚它们究竟是如何发挥作用的。越来越多的研究认为，这类药物的效果大多可能源自安慰剂效应。**话虽如此，千万不要在不征求医生意见的情况下就停用抗抑郁药物！**

曾经有一种理论认为，抗抑郁药物能够纠正大脑中化学物质不平衡的状态。然而在21世纪初，该理论已经被证伪了。我在"精神病学狩猎"期间接触过的某些医生，曾试图使用这个理论说服我听从他们的意见："假如你得了糖尿病，肯定要服用胰岛素，对吧？道理是一样的。"然而道理其实并不一样。而且讽刺的是，有理论认为抗抑郁药物会导致患者体重增加，从而更容易患上2型糖尿病。

据说，少量服用某些抗抑郁药物有助于缓解失眠，如**阿米替林**和**曲唑酮**。在之前的"迷你版失眠崩溃"和4年之后的"失眠崩溃"之间，我觉得曲唑酮的确对我有所帮助。但随着情况变得越来越糟糕，它也爱莫能助了。

常常会发生这样的情况：失眠会引发某种精神疾病症状，于是医生便开始给你增开一种或更多种药物。

还需要指出的是，新的研究认为，抗抑郁药物会引发依赖和戒断症状。数十年来，精神病学界的"当权派"坚持认为，停药综合征是"温和且能够自愈的"。但就在本书付梓之际，英国医生每年开具的抗抑郁药物数量已多达 7600 万，英国总人口的 17% 都在服用这类药物。许多专家相信，之所以会出现这种情况，原因就在于戒断它们的滋味实在太难受了。

7 月 22 日　　　　💤 **睡眠时间：0 小时 0 分钟**

我丈夫搬进了次卧。失眠的头一个晚上，安眠药完全不管用。昨天晚上，我吃了两片药，依然毫无起色。

7 月 23 日　　　　💤 **睡眠时间：0 小时 0 分钟**

我出身医生世家，一向对另类疗法心存怀疑。我最喜欢的一本健康类书籍是 2001 年出版的《冒牌药与其他执念》（*Snake Oil and Other Preoccupations*），作者为已故记者约翰·戴蒙德（John Diamond）。《观察家报》（*Observer*）对这本书的评价是："令人耳目一新，坚决有力……一场未能完成的戳穿另类医学骗术的论战。"戴蒙德才华横溢，但他还没来得及写完这部作品，就因癌症去世了。他的妻子是美食作家奈杰拉·劳森（Nigella lawson）。

尽管抱有这样的怀疑态度，但绝望中的我还是决定将原则扔到一边，试试某种我曾听人夸赞过的另类疗法。我在午餐时分四处打电话，终于找到了一位适合我的针灸师，约了急诊。我花了 40 分钟向她讲述了我的病史以及当前的问题，然后便任凭她用针把我扎得如同一只豪猪。我希望这能产生立竿见影的效果。

她人很好，不过针灸毫无效果。

明天我会接着尝试下一款可能的灵丹妙药。

> **注：**我知道许多疗法，尤其是另类疗法，本就不可能"立竿见影"，你必须有耐心。事实上，在接下来几年间，我还会再度尝试针灸，并完成数个疗程。不过眼下，我的状态实在太过糟糕，太过心绪不宁。我平时就不是个有耐心的人，此刻更是总想着要快速见效。

7 月 24 日至 26 日　　　　　睡眠时间：0 小时 0 分钟

午休时，我开车在新世纪风格的科文特花园 ① 转悠，找寻灵丹妙药。香熏按摩疗法、灵气疗法……我甚至可能还盯着一个紫色水晶球看了看。这些"神秘力量"都是胡扯，可我也只能死马当活马医了。

这些东西同样都没有效果。

---

① 坐落于伦敦西区的圣马丁巷与德鲁里巷之间，是伦敦最大的特色商品市场。——译注

7 月 27 日　　　　　　　　　💤 **睡眠时间：0 小时 0 分钟**

　　我的身体很强健，为自己的身材颇感自豪。我试图照旧完成甩脂机训练，因为我知道锻炼身体能对入睡起到重要作用。然而，我的两只手支撑不住身体，做不动俯卧撑了；我的双腿发软；我的四肢宛如煮过了头的意大利面。

　　我不确定这种状况是不是安眠药导致的，我在哪里曾经读到过，安眠药可能有损肌肉力度与平衡感。又或者这只是因为我实在过于疲惫，身体已经吃不消了。

7 月 29 日　　　　　　　　　💤 **睡眠时间：0 小时 0 分钟**

　　我拜访了本地的一位催眠师，他在一个潮湿、难闻的房间里工作。得承认，这件事责任在我，像无头苍蝇一样绝望的我，并没有对他的"诊所"提前调查一番。这个房间靠近主路，屋里安着一台噪声很大的老式空调。催眠师本人看上去很像迈克尔·帕林（Michael Palin）在巨蟒剧团系列喜剧中扮演的角色阿瑟·皮尤蒂（Arthur Pewty）。

　　夏天酷热难当，塑胶椅紧紧地粘住了我的双腿。

　　"阿瑟"的声音并不比他的外貌更有魅力。我非常努力地试图在他的诱导下出神，但屋外，一辆公共汽车正呼啸而过，我实在是无法彻底入定。

　　催眠师表示，在自己家的舒适环境中，催眠效果可能会更好一些。

于是他卖给我一张"渐进式放松"练习CD——当时手机应用程序尚未问世。通过这种练习，可以一处接一处地放松身体各处的肌肉，练习的目标是让你变得无比放松，最终入睡。

接下来一连好几个晚上，我都躺在床上，身边放着沉甸甸的笔记本电脑，播放这张CD，尝试就此入睡。下文中我会讲到关于"尝试"的问题。

CD毫无效果。

7月31日　💤 睡眠时间：0小时0分钟

"你为什么不能'尝试'去睡觉呢？"朋友和家人问道。

已经数不清有多少次听到人们这样问我了。这个建议可以说很棒，但假如你考虑片刻就会发现，"尝试睡觉"算得上是你能做的最糟糕的事情了，因为这暗示着你需要努力。睡觉恰恰是与"尝试"截然对立的，不是吗？

而且不管怎样，究竟怎样才能"尝试"去睡觉呢？我又不是处在彻夜狂欢之后辗转反侧的状态。我躺在床上，周围很暗——除此之外还应该做些什么呢？在被子下面端端正正地躺好，紧紧地闭上双眼？正是因为我处于高度警觉的状态，这些放松练习才无法帮我达到目的。

事实上，一旦睡觉变成了一种有意识的努力，你就注定要失败了。

我知道，婚姻行将终结令我十分悲伤，对未来感到不确定，并且深感恐惧。尽管如此，连续这么长时间睡不着觉，还是显得有些反应过度了。我的失眠症似乎正在演变成一个独立的问题。

> **注:** 用"0 小时 0 分钟"这种布里奇特 · 琼斯（Bridget Jones）[①]式的虚无主义风格说明我有多长时间未能入睡，这种做法可能会渐渐令读者感到厌倦，也有些令人难以置信。事实上，和我的家人、朋友以及医生一样，你可能也无法相信事实的确如此。可你知道吗？我片刻也不会因此责怪你们。
>
> 　　然而即使到了现在，在我写作本书之时，我依然真的相信自己在那些年间完全不曾入睡。尽管咨询过许多睡眠专家的意见，但我依然愤怒地认为，在"失眠崩溃"期间，我从未进入无意识的睡眠状态。
>
> 　　有些人声称自己不曾入睡，但科学和常识都坚持认为，他们肯定睡着过——这样的争执被称为矛盾性失眠症（paradoxical insomnia）。我将在第 187 页更加详细地讨论这个话题。

---

① 英国小说及同名爱情喜剧电影《BJ 单身日记》中的女主角。在故事中，她为了尝试新的生活开始写日记，把生活都记录下来。——译注

ZZZ小知识

你究竟需要多长时间的睡眠

关于人们每天"应该"睡几小时，存在着一种流行观点。这是个很流行的话题：在谷歌上搜索"健康睡眠时间"，能够得到 6.12 亿条结果。

常常被人引用的黄金睡眠时间是 8 小时。某些近来遭到泄露，但尚未真正落实的政府指导方针提出，我们的睡眠时间应为 7 ~ 9 小时，也就是平均 8 小时。这一黄金睡眠时间广为流传，就如同圣杯的传说一样。只要你没睡够这么长时间，就是个失败者。因为这意味着你注定会迎来糟糕、疲惫的一天：在路肩上磕磕绊绊，对碳水化合物充满渴望，无法正常地工作与社交。

8 小时这个数字并不是凭空编造出来的，多项研究都支持了这一说法。近来美国的一篇研究论文指出，最少睡上 7 个小时有利于健康。这篇论文是以上百项研究为基础的，这些研究长期追踪人们患上心脏病、糖尿病及心理疾病的情况，结果发现，睡眠时间为 7 ~ 9 小时的人，未来患病的风险通常较低。于是研究者便提出了这样的建议。

在此之前，同行审阅的科学期刊《睡眠》（Sleep）也发表了一项研究。沃里克医学院和那不勒斯大学医学院的研究者追踪调查了近 140 万名成年人。研究结果显示，睡眠时间不足 6 小时会导致早逝的风险上升12%。2019 年进行的一项研究也得出了类似的结论。

你需要在无意识状态下度过的时间会随着年龄的增加发生改变。某份资料细致地表明，18～60 岁的人"需要"7 小时或更多睡眠，61～64 岁的人"需要"7～9 小时睡眠，65 岁以上者需要的睡眠时间要再减少一小时，但并未说明具体原因。

该研究报告的作者表示："黄金睡眠时间似乎是 7 小时或 8 小时，但原因并不清楚。不过，绝对不要低估优质睡眠的重要性。"这可真有用！

然而，总是会有"然而"。取决于基因构成、年龄和生活方式等一系列变量，你的"完美"睡眠时间也可能会落在这一区间之外。

我的睡眠导师博斯托克很熟悉这一研究领域，她表示："就和鞋码或身高一样，'最佳睡眠时间'也是因人而异的。比如说，有些人带有'短睡眠'基因，这意味着他们仅仅睡上五六个小时就会恢复警觉并感到神清气爽。"

其他专家则表达了这样的看法：如果你每晚只睡四五个小时，身体就足以正常运转，完全能够胜任各种任务，并且不会感到疲惫，那么很好，你已经睡够了。

广为人知的是，唐纳德·特朗普和玛格丽特·撒切尔都曾声称，自己每晚只需要睡 4 个小时，就能够高效地开展工作。可悲的是，你无法通过训练使自己做到这一点。然而，有可能测算出你个人的黄金睡眠时间吗？或者至少测算出你能承受并保持身体状况尚可的最短睡眠时间？

找出答案的方法很简单：当你累了就去睡觉，并且一觉睡到自然醒，然后算一算睡了多长时间。博斯托克表示："如果你不设闹钟，自然醒来之后感到神清气爽，而且不需要摄入咖啡因、糖类或是打个盹儿就能撑过这一天，那么你就是睡够了。"

因此，或许你的身体会自行确定你个人的黄金睡眠时间。不过，哪怕对最不需要睡眠的勇士而言，"0 小时 0 分钟"的睡眠时长也是不够的。

> **注：** 显然，也存在着睡得太久的可能。沃里克医学院和那不勒斯大学医学院的研究还发现，睡眠时间超过 9 小时的人，死亡风险会提高 30%。原因或许在于这些人很可能正受到病痛或社会问题的折磨。有意思的是，该研究报告的结论认为，睡眠时间过短可能会引发疾病，而睡眠时间过长本身就被视作健康状况不佳的表现。

8 月 2 日　　　　　　　　💤 睡眠时间：0 小时 0 分钟

整整两周未能入睡之后，我坐在办公桌前浑身抖个不停。昔日的我果断、自信，如今却只能用空洞的眼神盯着正等待我下达指令的团队。我必须坚持工作。如果失去了工作，我将失去一切。作为单身母亲，我得赚钱才能生活下去。不仅如此，我还需要这份有趣且有些重要性的工作带来的自尊与认可。

然而我真的没办法干活儿。我只能直勾勾地盯着拼版校样。有一半时间，我都躲在卫生间里，与惊恐发作搏斗。我此前从未经历过惊恐发作，但我觉得自己现在的状况就是这样：心脏怦怦跳个不停，视线模糊，站也站不稳。我能看得出，员工们都对自己上司的状态感到困惑和不适，虽然他们很有礼貌，不会挑明这一点。他们实在太体贴了：走出卫生间后，我发现几杯茶神奇地出现在了我的办公桌上。

今天上午，一家电视台发来电子邮件，询问我是否愿意参加一档早间节目，聊聊某位支持母乳喂养的名人。

通常情况下我都会泰然自若地处理这一类邀约，然而今天，我坐在办公桌前，盯着电脑屏幕足足看了一个小时，仍然无法决定要不要答应。"我应该参加吗？"我向刚毕业的23岁新助理问道。

8月29日　　　　　　　💤 睡眠时间：0 小时 0 分钟

昨天晚上，我服用了过量的曲唑酮。我并不是想死，只是想睡觉。我指望清空药盒能带来一丝模糊的希望。

但是并没有。

天地令人不安地旋转起来，我肯定是生了一场大病。我将昨晚喝的里奥哈葡萄酒全吐在了崭新的地毯上。我吓坏了，赶紧叫了辆救护车。接下来在医院里发生了什么，我大部分都不记得了，只记得医生开了止吐药，并给我注射了生理盐水。我觉得自己就像是因为猫咪卡在屋顶上而叫了应急服务的白痴一样，纯粹是在浪费他人的时间。

大约三小时过后，我独自一人打车回家。当天晚些时候，我的老板对我说，我或许应该请一段时间的病假——她不知道刚刚发生了什么，仍对我充满同情。"需要休息多久就休息多久吧。"她说，"我会保留你的职位，直到你准备好回来。"

8月30日　　　　　　　　💤 **睡眠时间：0 小时 0 分钟**

　　我开始给朋友和家人打电话，请求他们提供某种他们根本无能为力的帮助。我在电话里通常是这么说的："我需要睡觉，帮我入睡吧。"一开始，他们都很耐心，也很同情我。但由于朋友们大多都正在工作，接下来的不断请求就令他们不胜其烦了。最后，我打过去的电话都遭到了屏蔽。

　　嫂子告诉我，昨天我给她打了 30 通电话。

9月3日　　　　　　　　💤 **睡眠时间：0 小时 0 分钟**

　　我正在目睹自己的生活分崩离析，碎成一片又一片，却无能为力。就如同在噩梦中一样，你虽然是清醒的，却被绑住了手脚，无法逃离。又像是在经历一场手术，麻醉剂未能生效，你放声大叫，但外科医生却置若罔闻。

　　就仿佛一切都发生在另一个人身上。

9月8日　　　　　　　　💤 **睡眠时间：0 小时 0 分钟**

　　又要开学了，我很害怕。我孩子就读的小学很小，家长群是个紧密、友善的小圈子，但也是飞短流长之地。这可不是我所需要的。

　　我将孩子送到校门口，就想尽快冲回车里。可是太迟了，道路另一边，几个送孩子上学的"妈妈军团"成员已经向我迎面走来。

我的"失眠崩溃"发生时，正值小学开始放暑假。7月初以来，我就再也没有和这伙人见过面了。经过了一个夏天，她们在书友会上曾遇见过的那位快活的在职妈妈，已经沦为一个坐立不安的幽灵——对她而言，突然之间，用眼神与其他人打个招呼都变得困难了。

我知道自己的样子看上去不太好，然而当她们看到我时，竟然真的连话也说不出来了。其中一位妈妈还结结实实地愣了一下，就像电影里经常演的那样。我伪装出一副灿烂的笑容，敷衍了几句类似于"你这个夏天过得怎么样"之类的话，便冲回了车里。

我和丈夫雇了一位兼职保姆，当我在伦敦工作时，只能由她帮忙接孩子放学。早上则是由我们和另外一家人轮流送孩子们上学。渐渐地，我越来越经常请求这家人去送孩子上学，哪怕当天本应由我来做这件事。他们人非常好，愿意帮忙，但我还是为自己无法出一份力而感到愧疚。像接送孩子上下学这样简单的事情，如今都成了一种折磨，尽管我十分希望能亲自接送自己的孩子。

9月17日　　　　　　　　　　　　💤 睡眠时间：0小时0分钟

现在，距离我失去睡眠能力已经过去了整整8个星期。有人向我推荐了一位在英国国家医疗服务体系医院里工作的精神科顾问医生。我那位全科医生给我开的安眠药与抗抑郁药物没有效果。同样，请病假待在家里也对改善我的状况毫无帮助——如果说有所变化的话，那就是我的情况反而更糟了。我大部分时间都待在床上，尝试入睡或"阅读"，但其实仅仅是盯着那些在纸上排列成一行行的弯弯曲曲的黑色符号，压根读不下来，更谈不上读懂了。

坐在顾问医生的诊室里，我感觉筋疲力尽，说句话都费劲。

医生的语气很温柔，也很同情我。为了确保万无一失，我开始恳求他给我开一些能够为我换来些许安宁的药物。我几乎抱住了他的膝盖。精神科医生仔细地听我讲述了自己的家庭变故，以及我是如何因过于悲伤而径直坠入失眠深渊、导致功能丧失的。

他也认为我需要额外的帮助，于是加大了抗抑郁药物的剂量，还给我开了一种名为氯硝西泮的镇静剂。这是一种苯二氮䓬类药物。

就这样，我的"精神病学狩猎"开始了。这是与装在彩色盒子里的各种药物的一场长达 8 年的恋爱。这些药物有着迷人的名字，例如思瑞康（Seroquel）和利痛抑（Lyrica）。

我的大脑已经宛如被挤过的柠檬，但在大脑深处的某个地方，我依稀记得氯硝西泮和安定属于同一类药物，而且这类药物虽然曾被医生广泛使用，但早就因多种副作用而声名扫地了。然而此时此刻，我已经不管不顾了。

ZZZ小知识

转诊精神科

在英国，几乎所有失眠症患者都由英国国家医疗服务体系中的全科医生负责治疗。不过，并非每位患者的情况都是如此，总会有人在班级的后排举起手来。

注意：如果你有私人医疗保险，或者能够负担得起私人心理医生的费用，那么你或许就能更早接受专家的治疗。

在此需要指出的是，精神科不同于医学的其他分支。毫无疑问，医生也希望帮助你缓解痛苦。而且在医学领域里，任何东西都不是黑白分明的。但由于显而易见的原因，与皮肤科之类的其他科目相比，在这个同情绪及内心活动打交道的医学分支里，主观意见所占的比重更大，治疗方法也会有所不同。

有些医生认为药物很有用，另一些医生则并不这么信赖药物。

萨米·蒂米米（Sami Timimi）是一位资深的儿童与青少年精神科顾问医生，还是儿童精神病学与心理健康干预领域的客座教授。"在精神病学领域，失眠是一种非常常见的表象问题。"他说，"但全科医生很少会因此将患者转给精神科医生，转诊理由大多会被写成'抑郁'或'焦虑'。"

蒂米米表示，从你走进精神科医生诊室的那一刻起，医生就开始评估你的状况了。

"我们面前摆着全科医生的转诊信，但我们还是会提取现象学信息。"他说道。也就是说，医生会听你说了些什么，观察你是如何说话的以及肢体语言如何。在记录病史的同时，他还会对你进行心理状态评估，考虑的因素包括你的外表与行为。"医生会搞清楚你属于国际疾病分类（ICD）中的哪一类。"蒂米米说，"如果你难以入睡，精神科医生通常会将其与焦虑症联系在一起。如果你醒得过早，则会认为这是抑郁症的表现。对你的症状加以分类，是为了选择正确的治疗路径。"

大体而言，你和你的失眠症面前摆着三条道路。下面将要介绍的是关于处方药的内容，另外两条路则是"谈话治疗"（见第 49 页"认知行为疗法"部分）和日益普及的数码干预手段，例如"睡哦"（见推荐序第 5 页）。

通常情况下，精神科医生都会给你开一些药。如果你尚未服用精神类药物，也就是会影响患者心理状态的药物，那么你几乎肯定要开始服药了。如果你已在服药，那么要么会加大剂量，要么医生会让你改服另一种药物，要么会为你加开一种新药。

蒂米米表示：

讽刺的是，无论你是被诊断患上了抑郁症，还是焦虑症，药物治疗方案差不多都一样。首选方案往往是某种选择性 5- 羟色胺再摄取抑制剂，或选择性去甲肾上腺素再摄取抑制剂（SNRI），这两种药存在关联，都会改变大脑以及身体其他部位中某些化学物质的浓度。

理论上，这些通常所谓的抗抑郁药物要花上 2～4 周才能充分发挥作用。人们对药物的反应各不相同。这就好比酒精，有些人喝了酒会犯困，有些人会开心，有些人则会变得暴力。

尽管英国国家卫生及医疗优化研究院的指导方针发生了变化，但有些医生依旧会让失眠症患者服用苯二氮䓬类药物（见第19页）。就个人而言，我不会开苯二氮䓬类药物。为了帮助患者入睡，我有时会开普鲁米近。这是一种抗组胺剂，与苯海拉明的成分相近。苯海拉明则是一种你在药房就能买到的非处方助眠药。

所有药理疗法，无论多么温和，都存在成瘾和戒断问题，并可能导致反弹性失眠（rebound insomnia）。反弹性失眠的定义是，由于停用安眠药，难以入睡或保持睡眠的问题变得雪上加霜。

你发现问题所在了吗？

就诊结束后，医生会对后续跟进做出安排。"如果在下个疗程开始前，你的状况并未改善，很多精神科医生要么会加大药物剂量，要么会加开另一种药物。"蒂米米说。

在此需要指出的是，精神类药物的确能对某些人有所帮助，尤其是患有更严重的"障碍"的人。这一点当然是至关重要的，对某些病例而言，这些药物很可能实实在在地拯救了生命。

但并非所有人都会获得相同的疗效，而且许多更为开明的精神科医生会承认，直接选择开药，这种做法是有问题的。蒂米米说：

从你出现在诊室的那一刻起，医生就对你做出了某种诊断。但我们很少告诉人们的是，精神病学诊断不能说明任何问题。说某人情绪低落是抑郁症所致，就如同说头部疼痛是头疼所致一样。精神病学诊断只是一种简要的描述，并不能解释你为什么会出现那样的感觉或行为。

未来的一年，你可能会服用多种药物。随着更多药物的加入，你的大脑会变得宛如一碗"化学物质浓汤"。

化学物质浓汤……好吧，我将会发现自己被淹死在了一大桶化学物质浓汤里。

10月8日　　　　　💤 睡眠时间：0 小时 0 分钟

尽管我在精神上已经筋疲力尽，根本没法把两个有意义的词连一起说出来，但我还是会经历躁狂期。这时我就会开车到乡下乱转，指望来到一个新的地方能够神奇地助我入眠。当鸡的脑袋被砍掉时，它们也会这样乱撞，我现在对这些可怜的、丢了脑袋的母鸡产生认同了。

我驾车行驶在一条时上时下的公路上，去往哥哥和嫂子位于乡下的住所。后来我意识到，我自己开车可能有点危险。不过当时我仿佛处于"自动驾驶"模式，以 100 公里的时速并入了内线。我早就发现，父母的住所已经无法抚慰我了。理由之一在于，那里已经不再是我儿时的卧室了。我的父母搬进了一座新房子，里面没有任何属于我的物品。

我还在当地几位朋友家里过了夜，幻想那里可能藏着某种我还没有尝试过的具有助眠魔力的神奇床铺。结果并没有。我心神不宁的表现惹恼了这些家庭中的父母，吓坏了他们的孩子。

种种尝试都没能奏效，而且我开始打扰他人的睡眠了。在某一家人那里过夜后，第二天早上，他们显得筋疲力尽、满心怨恨——显然，我在晚上多次使用他们家那个噪声很大的马桶，导致他们彻夜未眠。

回到家，我继续尝试不同的方法。枕两个枕头，枕一个枕头，不枕枕头。还有人向我推荐了一款带有尖刺的紫色橡胶瑜伽垫，让我打地铺睡在上面。

与此同时，我的大部分时间都是在床上度过的。我暗中喃喃自语，不时甚至会说出声来。即将成为前任的丈夫和我正处于僵局之中。

幸运的是，在这段时间，我的孩子受到了许多人的关照：为他们带去温暖的小学，几位在放学后照看他们的好心的保姆，当然，也包括我的前夫。

> **注：** 我的处境可悲得令人绝望，并且还将持续多年。不过本书不是关于我的家庭的。在我写作本书时，我的孩子已经是青少年了，正在开启自己的人生。本书只关于我，以及我的无眠岁月。

11 月 15 日　　　　　　　　　　💤 睡眠时间：0 小时 0 分钟

休完三个月的病假之后，我应该回去上班了。但问题在于，与今年 8 月请假时相比，我的状况毫无改善，事实上反而更糟了。或许，我可以"硬撑"过去，为精神力量战胜物质力量提供又一个例证。要知道，"从前的我"可是很有毅力的。

然而我的感觉糟透了，而且很害怕以下两件事：首先是坐地铁，其次是重新面对同事。我穿上一件属于"失眠崩溃"之前的主编的黑色连衣裙，涂上一抹昔日常用的亮红色唇彩，穿上一双高跟鞋。我知道自己的面色有点惨白，就像是个脸上涂了奶油的疯子。

我又额外吃了些氯硝西泮。

我的朋友 N 提出，可以开车送我去地铁站，甚至还愿意陪我坐地铁，以提供精神支持。我打开家门，把她迎进来。她建议我改换一副更加柔和的妆容，再换一条色彩宽容度更高的连衣裙。

N 搀扶着我来到了伦敦市中心。在杂志的办公大楼外，她向我道别，可我多希望她能陪我进去啊，就像我第一天上学时，母亲曾一直陪在我身边那样。我深吸一口气，走过前台，按下了通往二层的电梯按钮。实实在在地站在办公室门外，我感到又虚弱又紧张，觉得自己可能真的会昏倒。

然而，要么是大家事前就了解了情况，要么就是他们达成了令人难以置信的默契，总之没有人直勾勾地盯着我看。办公桌上，一小盆薰衣草和一盒伯爵茶在迎接我。大家表现得就如同我只是度了个短假一样，只是少了"假期过得怎么样"或"你的孩子还好吗"之类的客套话。

杂志行业的周一始于例行汇报，目的是了解团队在完稿、制作、图片等方面进度如何。我曾经是汇报的主持者，像老板一样坐在办公桌的一角，连哄带骗地给大家打气。但今天早晨，我只是坐在团队其他成员中间，因为我的副手正在"代行"主编职责。她熟练地主持着汇报，我则看似若有所思、实则心不在焉地对摆在面前的日程表皱着眉头。

仅仅是第一次开会，我就感觉到事情不对劲了。疲惫，或许外加氯硝西泮导致的一丝眩晕，使得我心神不宁。我无法全神贯注，唯一想做的就是躲进洗手间里。

这位副主编对杂志的管理真可谓井井有条。她既有热情，又有天赋，在我离开期间，她毫无疑问已经成长了，完全可以胜任自己的角色。所以在这个月里，在我复出期间，我们的角色会掉个个儿。我将担任"二号"，负责更多基本的编辑工作。然而，过去 5 分钟内就能轻松搞定的活儿，现在却要花费我好几个小时。事实上，我根本完不成这些工作。这里应该加一个逗号吗？这个段落好像应该挪到别处，但究竟挪到哪里呢？

忧心忡忡的我开始扪心自问：我真的还关心"婴儿自主进食"和"精细运动发展"这些选题吗？

我还注意到，我的朋友 T 获得了一份美差，成了一家姊妹杂志的主编。在我的生活急转直下之前，我本打算申请这一职位的。在某个层面上，我为她感到高兴：她是一位才华横溢的媒体人。我一点儿也不嫉妒，因为如今我根本做不了那份工作。但这样的结果的确令我看上去更加失败了。

我再一次冲进了洗手间，用伤感的语气为镜子中的自己鼓了鼓劲。我甚至还在内心中对着镜子里的自己尖叫起来。回到办公桌前，我试着"正常"地工作。然而 15 分钟过后，我再次走进了洗手间。

同事们肯定会认为我的肠胃出了严重的问题——或者，我染上了毒瘾。

无论怎样，我总算撑到了下午 5 点半。我无法面对下班高峰期的地

铁，于是便拦了一辆黑色出租车，一路坐回了北伦敦。这笔路费可真是
不菲。

11 月 19 日　　　　　　　　💤 **睡眠时间：0 小时 0 分钟**

今天是我假装正常上班的第四天——实际上是第三天，周三那天我
压根没能去上班。我坐在老板身边，她的脸上满是忧虑。

我们一致认为，我应该再请一段时间的"病假"。

ZZZ小知识

从暂时的失眠到慢性失眠症

"这完全取决于三个以'P'开头的单词。"索菲·博斯托克表
示，"即易感性（predisposing）、触发性（precipitating）和持续性
（perpetuating）因素。"

- **易感性因素：** 这些因素会导致你面临更高的失眠风险，但本身尚不
  足以引发失眠症。例如你的基因中包含失眠易感性，年龄较大，性
  别为女性，或者容易担忧。

- **触发性因素：** 这些因素会"触发"失眠症，通常与某种形式的压力
  有关：新工作，家庭冲突，职场问题，作息改变如需要倒班，等等。

- **持续性因素：** 至关重要的一点是，这些因素不仅会扰乱睡眠，还会
  扰乱思维或行为模式，导致问题不断延续下去（见第 215 页有关
  失眠症认知行为疗法的内容）。

仅仅是以上这些因素中的某一种，或许并不会导致失眠症，失眠是其
综合作用的结果。有些人每天晚上都会躺在床上看电视，依然睡眠状况良
好。或许他们并不曾有过失眠的经历，没有摄入咖啡因的习惯，也并没有
从事着压力满满的工作。

第二年

辗转难眠

1月23日　　💤 **睡眠时间：32 分钟，5 分钟，1 小时，7 分钟**

　　氯硝西泮能不时地为我换来些许睡眠，也能让我在各段睡眠之间的清醒时刻陷入舒适的迷糊状态。不过，这样的解脱来得很偶然，而且无法持久。要想达到同样的效果，下一次我就得服用更多氯硝西泮，再下次还要更多。

　　在我第一次复查时，医生加大了药量。后来，他又通过电话再一次加大剂量。

　　今晚我对自己表示，要试着遵照处方的剂量服药，将剩下的药藏进一只靴子里，作为"应急储备"。然后到了午夜时分——这已经可以算是紧急情况了吧！我便开始在黑暗中翻箱倒柜地找寻"储备"了。

　　这可不是个好兆头。

3月15日　　💤 **睡眠时间：0 小时 0 分钟**

　　就像呼吸或吃饭一样，睡觉这件事也是人人都会做的，除非他们患有失眠症。这意味着每个人根据"个人经验"，都会对此产生一套看法，而且并不吝于与他人分享这些意见。

　　人们之所以愿意这样做，背后的动机一般都是出于善意。可是，某些建议，尤其是每晚都能睡上 8 小时的那些家伙给出的建议，会让人沮丧不已。有些人会在不经意间表现得粗枝大叶，甚至显得有些沾沾自喜。其中某些人会让你恨不得掐死他们，尤其是说出这番话的人："哦，天哪，你真可怜。这种感觉一定糟透了。我就一向睡得特别好，脑袋沾上枕头，然后'砰'地一下，9个小时过去，就到第二天早晨了。"

过去9个多月间，我收到的其他建议还包括：

吃药。这可是个很大的课题。短期来看，安眠药可能会有所帮助，但它们的效果是会递减的，而且你还可能对它们产生依赖。我们在下文中就会看到这一点。

别吃药。对于那些凭借薰衣草味香薰、香烛以及甘菊茶就治愈了失眠症的人，我绝对怀有敬意。只是，这些对我似乎没有效果。

多吃碳水，或者少吃碳水。一项研究发现，饮食中精制碳水尤其是糖的含量较高的绝经后女性，更有可能患上失眠症。然而，另一篇研究论文则坚持认为，如果在入睡前4个小时进食，那么碳水化合物可能会促进色氨酸和5-羟色胺的生成（见下文）。

吃含有色氨酸的食物。这种氨基酸似乎能够转化为号称"快乐激素"的5-羟色胺，而5-羟色胺据说又可以转化为有助于睡眠的褪黑素。火鸡、坚果、芸豆和芜菁中都含有色氨酸。这条建议对我没有效果，并让我产生了一些不适感。

使用睡眠记录仪，它能证明你的确曾经睡着过。然而有一天晚上，我正在厨房里烤面包片，睡眠记录仪却说我睡着了（关于该死的睡眠记录仪，更多内容见第160页）。

认知行为疗法。在英国国家医疗服务体系的网站上，认知行为疗法被界定为"一种谈话疗法，能够通过改变思维方式与行为策略，帮助你管控自己的问题"。听上去很棒，但现在我已经被疲惫折磨得不成样子了，连"行为策略"这个词是什么意思都理解不了。实际上，宽泛的认知行为疗法与专门的、更为高级的失眠症认知行为疗法（见第 215 页）有着很大的差异。

其他建议还包括：在枕头上滴薰衣草油；在手臂上涂镁粉（又白又黏，十分古怪）；使用生物反馈技术（即监测你生命体征的某种古怪设备）；不再打盹儿（3 岁以后我就再没打过一个盹儿了）。

戒掉咖啡。给这人颁发一张国家职业资格证书吧。

我依然继续服用氯硝西泮。

来自未来的注解

剧透警告！你可能已经猜到了，我最终算是康复了——否则也没法写这本书。

然而，当我把"失眠崩溃"的故事讲到这里时，实在有些讲不下去了。

请原谅我没能每周、哪怕每月都写上一篇日记。在当时，我显然是没有能力像一般人那样记日记的。这一年的 3 月 19 日距离我开始饱受折磨已经过了 9 个多月，在那一天以及接下来几年的日记中，我只是回忆并记录了一些印象、片段、零碎的对话和人物。之所以在时间上存在空白，是因为每一天差不多都是一样的，我写起来都觉得太过无聊，就更别提让读者读了。

但在另外一种意义上，或许是情感意义上，我记得所有的事。

即使到了现在，我也时常会在最奇怪的时刻，例如泡澡或开车时，重新拾起这段记忆。大部分记忆都是痛苦的，我还会对当时自己脑海中的思绪——如果那些反复出现的漫无目的的胡思乱想能够被称为"思绪"的话，对我当时说过的话、做过的事，对我如此缺乏洞见与逻辑，感到震惊。

最令我感到震惊的，则是我彻底丧失了幽默感。

认为我不必为当时自己的所思、所言、所行负责，这种说法实在是陈词滥调，而且有开脱之嫌。但当你连续好几个月都没有睡过觉时，思考、说话和做事都会变得极为艰难。

而当足够多的月份首尾相连之后，时间单位就变成了年。

接下来的某些内容或许会让那些患有或曾经患有心理问题（无论是否与失眠症相关），以及想要或曾经想要自我伤害的人，感到相当不快。

3月19日 　　　　　　　　　🔋 睡眠时间：0小时0分钟

我发现自己正在对"人是否会因失眠而死"这个问题产生好奇，并进行了一番研究。的确存在一种极其罕见但致命的疾病，叫作"致死性家族失眠症"（fatal familiar insomnia，FFI）。我确信自己患上了这种病。

在你也开始上网搜索一番之前，需要说明的是，你患上致死性家族失眠症的可能性极低。这种疾病是由基因突变引发的，有些类似于克雅氏病（CJD，与疯牛病有关联），仅见于德国和意大利的几个家族中。

4月7日　　　　　　　　　💤 睡眠时间：0 小时 0 分钟

　　我也会通过广播关注时事新闻。在"失眠崩溃"时期的一头一尾，发生了两起重大新闻：一是智利矿工被困在地下深处，二是一群泰国学生被困在了睡美人洞，最终被潜水员救出。这两则报道之所以引起了我的共鸣，一是因为它们均发生在幽闭环境中，而我有着严重的幽闭恐惧症，二是因为我对受害者产生了某种认同。

　　是的，我每天都在宽敞的复式公寓里度过，躺在舒适的床垫上，房间里有自然光，还有书。我并没有被困在暗无天日的隧道里。楼下的厨房里就有食物，我不必依靠通过矿道竖井扔下来的罐头食品维持生命。只要愿意，我随时都可以离开家，去往世界上的任何地方。

　　然而我却没法读书，因为我完全无法集中注意力。只有实在不得已时，我才会走下楼梯。我通常会烤面包片，然后带上楼去吃。在无眠的岁月里，我将吃掉海量的烤面包片。而在失眠的第三年，我彻底宅在了家里，不再出门。

　　那么，是什么支撑着智利矿工和泰国学生坚持下去的呢？还有更早的时候，是什么支撑着特里·韦特（Terry Waite）这样的人坚持下去的呢？1987—1991 年，这位英国坎特伯雷大主教的特使一直被铐在黎巴嫩的某台散热器上。还有那些被宣判了长期徒刑的人，无论判决出自法官，还是不幸的遭际，又是什么在支撑着他们坚持下去呢？

我认为答案仅仅在于，你别无选择。

黑夜降临，白昼重现，而你依旧困在那里。

每天早晨，你都会徒劳地希望今天会有所改观，哪怕没有任何证据表明将会如此。乐观主义指的就是这种心态，或许身为人类的要旨就在于此。

6月5日　　　　　　　　😴 睡眠时间：0 小时 0 分钟

每一天都是相同的，除了比前一天更加艰难之外。这就像是超级反乌托邦版的电影《土拨鼠之日》（*Groundhog Day*）[①]。

这种 24 小时一次的循环永远不会终结吗？哪怕勒芒 24 小时耐力赛也仅仅只是持续一天而已啊。继续拿赛车来作比喻吧，生活有点像是永不停歇地行驶在我哥哥那条 20 世纪 70 年代的四驱车轨道里。然而，至少在某些时候，四驱车还是会缓缓停下来——事实上，它们在大多数时候都会停下来。

有证据显示，我的"临时关机键"遭遇了致命的损坏。于是，终结这一恐怖状况的唯一方法，或许就是将我整个人"永久关机"。自杀的想法冒了出来，然后便挥之不去了。

每当需要寻求帮助时，我总会打开笔记本电脑。我在搜索框里输入：自杀 最佳方式。接下来是：自杀 没有痛苦，自杀 安详。搜索结果

---

① 1993 年上映的美国电影，讲述主角被困在同一天里无限循环，过着不断重复、无法前进的生活。——译注

没能令我满意，它们看上去都很痛苦，会弄得一团糟，一点也不安详。

我正是从这一刻起，开始浏览这类网站的。

我当然不会列出这些网站的名字。事实上，在多年之后，当我重新访问这些网站时，会发现其中的许多已经被关闭了。这是一件好事。这些网站上不仅充斥着自杀的"方法"和建议，还为网友提供了留下遗言的场所，你还得以同其他希望与你一道"坐上这趟车"的人进行交流。

没错，"坐上这趟车"。用这种比喻指代以暴力的方式离开这个世界，毁掉你珍视的所有人的生活，这是多么温馨啊。

我获得了某些至关重要的信息。如果你不希望在改变主意、决心活下去的 4 天之后，以纠结、痛苦的方式死去，那就永远不要过量服用扑热息痛（paracetamol）。一旦这样做，你的肝脏就会遭到彻底破坏，再也无法补救了。

有一阵子，我痴迷于搞到耐波他（Nembutal）。玛丽莲·梦露在 1962 年传奇般地离世，就是因为过量服用了这种药物。耐波他的成分是一种叫作巴比妥酸盐的老式镇静剂，它就如同独角兽一样罕见。我曾读到，瑞士有一家协助自杀诊所使用的正是耐波他——让我先记一下，日后再去搜索。这家诊所的服务对象是患有运动神经元疾病等痛苦绝症的人。

我已处于精神错乱的状态，还以为只要不停地搜索同一个词条，每天搜上数百次，得到的结果就会有所不同。

当然，我并不是真的想死，但我的确希望摆脱这种永无休止的枯燥生活。我想睡觉。

我对那家瑞士诊所非常感兴趣，花了好几个小时浏览它的网站，还下载了申请表。

你也许想不到，要想被协助自杀诊所接受，其实是非常困难的。

ZZz小知识

关于自杀念头

产生"自杀"念头指的是什么？

很多人在人生中的某个时刻都会想到自杀，这是一种孤寂、沉重、骇人的想法。

可悲的是，全世界每年有80万人结束自己的生命，在英国每年有7000人。自杀者大多是年轻男性。而在自杀未遂者中，女性占比更高。导致这种性别差异的原因之一可能是，男性在自杀时会使用更为暴力的方式。

再想象一下，有多少人脑海中曾短暂地闪现过结束自己生命的想法吧。

自杀的念头会以多种形式出现。有些人会产生抽象的想法，诸如活不下去了、死了总比现在这样活着好，或者自己走了家人和朋友会过得更好。

这些念头可能会突然出现，也可能逐步形成，或者不断变化。

如果你正在考虑如何杀死自己，或者已经开始制订计划，赶紧去寻求帮助吧！

如果你产生了自杀的念头

- 如果你满脑子都是有关自杀的想法，而且真的认为自己有可能伤害自己，请立刻前往医院或呼叫应急服务，并打电话叫救护车。
- 要告知某人。如果你不能或不愿向家人朋友倾诉，可以打电话给你的医生。
- 如果你没有自己的医生，或者不希望对你认识的人倾诉，还有很多机构与慈善组织能为你提供支持。

产生自杀念头的人可能会感到

- 失去希望、感到绝望，仿佛生活毫无意义；
- 想哭，脑海中充满消极的想法；
- 身处无法忍受的痛苦之中，也无法想象这种痛苦能够结束；
- 自己一无是处，自己走后所有人都会过得更好；
- 和自己的身体脱节，或是身体麻木；
- 执迷于死亡。

他们可能会经历

- 糟糕的睡眠，尤其是过早醒来，当然前提是他们能睡着；
- 食欲缺乏、体重下降，或与之相反；
- 对自己的外表失去兴趣，毫不在意；

- 希望避开其他人；

- 立遗嘱，或是将财产赠予他人；

- 自我厌恶，低自尊；

- 产生伤害自己的冲动。

自杀念头并不是永久性的。

它们只是念头而已。事情总会好转，哪怕处于痛苦之中的人暂时意识不到这一点。然而，自杀行为却可能导致永久性的后果。

注： 在状况得到改善之后，我发现了奥地利诗人赖纳·马里亚·里尔克（Rainer Maria Rilke）的这首诗：

> 让一切都发生在你身上
>
> 无论美好还是恐怖
>
> 只要一直走下去
>
> 没有哪种感受是最终的

多希望我在"失眠崩溃"期间读到过这首诗啊。不过就算当时我真的读到了，反应也很可能是骂一声"滚开"。

我确信，当时的自己没有能力消化这首诗中的智慧。不过，如今站在舒适的高处回望，我发现这首诗实在很美妙。在那些正常的"糟糕日子"里，它能帮到我。我把这首诗贴在了办公桌上。

假如我再次陷入那样的境地，或许它同样能帮到我。

6月17日　　　　　　　　💤 睡眠时间：0 小时 0 分钟

我是如何度过白天的

　　一旦失去了"夜晚"，还要从 24、48、72、96……个小时中区分出所谓"白天"，这事儿挺难办的。具体情况会有所变化，不过我通常会在凌晨 3 点半死心，下楼去烤些面包片。我知道自己应该再等上一段时间，可是我已经饿了。至少在我看来，我之所以胃口大开，似乎是由于某些医学上的原因（见第 75 页），而不仅仅是因为无聊和暴饮暴食。

　　假如广播节目尚未开始，我会将收音机调到体育台。我现在讨厌听音乐，音乐会激发各种情绪，对我来说这实在是太难了；听新闻则会令我回想起被自己抛在身后的职场。体育节目很适合我，因为这是一种"止痛剂"，不具备触发性。

　　大约早上 6 点，我重重地叹了口气，将第二顿早餐带上楼，一般来说是麦片粥。我试图哄骗自己相信，我正在进行"在床上吃早餐"这种令人愉快的疗法。

　　失眠之后的头几年里，有时候我还能勉强接送孩子上下学。接送完孩子之后，我会径直跑回楼上，这一天里就谁也不见了。

　　我会泡个澡。在整个噩梦期间，我从来不曾错过泡澡。通常我一天要泡两次。事实上，泡澡成了唯一能让我感到高兴的事情。然而，洗头就要困难一些了，因为洗头需要抬起胳膊，而这样做会消耗能量。

　　即使我想要穿得体面一些，能做的选择也不多，因为我的所有衣服几乎都是职业装，如今穿在身上显得滑稽可笑、不成体统。我的牛仔裤先是因为体重减轻而变得过于肥大，后来又随着体重再度增加而变得太紧。而且在白天，无论是待在床上，还是裹着被子躺在沙发上，牛仔布都显得过于粗糙了。所以，还是穿打底裤、T恤和睡衣吧。当我自己的睡衣变得太小时，还可以穿前夫的睡衣。

这10年的大部分时间，我都是醒着在床上度过的。

大多数时间里，我都是漫无目的地在网上进行搜索：苯二氮䓬、自杀，或是有关开启全新职业生涯的种种想法——我当然明白这些搜索内容是自相矛盾的。我认定，假如我患上的是一种"正常的"生理疾病，情况会好得多，因为这样一来，就会有人来照顾我，而且人们也更容易理解"真正"患病的病人，并对其报以同情。

不打开笔记本电脑的时候，我会盯着一本书，或是心不在焉地收听体育台。有时候我还会吃力地抱着一床被子，走到楼下的客厅里，茫然地看一会儿电视。我试图哄骗自己相信，我正在正当地"休病假"——不过我并不认为自己当下的处境符合请病假的条件。但我还是试图让自己产生一种因为感冒而不必上班的舒适、惬意的感觉。

这样的自欺欺人并未奏效。压力、紧张和负罪感每天都伴随着我。

顺便说一下日间电视节目：偶尔会有一道兴趣的火花打破死气沉沉的局面。我喜欢上了BBC的一档名为《无中生财》（*Money for Nothing*）的节目。在节目里，一位快活的女士会向路人搭讪，宣传废物利用，然后收走他们的旧家具，在上面添加几道流苏后再卖出去，最后出乎意料地出现在家具主人家门口，将赚得的崭新钞票递给他们。

　　轮到我时，我会在大约下午 4 点接孩子放学。在开车回家的路上，我的对话机械重复、令人恼火。事实上，这压根儿算不上是对话，只是一系列连珠炮似的提问和不知所云的回应。

　　晚餐时，我会匆匆弄一些简单、乏味的食物，既不需要费脑子，也不需要协调性。然后我会尽快重新退回楼上，打开笔记本电脑，然后再泡一个澡。

　　"上床就寝"的时间在晚上 8 点半左右。

　　是的，我知道这太早了。我也知道我应该锻炼一下身体。我还知道我的"睡眠卫生状况"已经变得一团糟了。我更知道我不该整天都盯着屏幕。

　　然而接下来的 6 年，我差不多都是这样度过的。明天，明天，又一个明天。

我是如何度过夜晚的

　　就寝时间是被我寄予最多厚望的时刻。你永远不知道，这一晚会不会成为"入眠之夜"。

　　我吃下药物，满怀希望地躺下，等待睡意悄然到来。我听见了家里其他人就寝的声音。一小时过后，我依旧醒着，便打开收音机，或许还会开始如强迫症一般茫无头绪地上网。

　　到了午夜时分，我会再度"尝试"入睡——这当然是毫无希望的。各种情绪在我心中翻滚着：有愧疚、懊悔、恐惧，有随机产生的想法，还有全部的人生记忆。不过，我之所以会一直醒着，原因并不仅仅在于这些焦虑的思绪。这种感觉就仿佛是我把导致困倦的化学物质胡乱地扔掉了，仿佛我在生理上丧失了"关机"的能力。

睡梦之神墨菲斯不再向我的脑中播撒罂粟籽了；帮助人入睡的睡魔也化作了一缕青烟。

凌晨 2 点，我陷入了绝望。夏日的夜晚尤其糟糕，早早到来的黎明表明，我又一次失败了，让我简直想要大肆杀戮一番。

对于 12 月 21 日之后的半年时间，我产生了一种古怪的恨意，因为在此期间，白昼又会重新变长了。

7 月 1 日　　　　　　　💤 睡眠时间：0 小时 0 分钟

我惊奇地发现，睡眠在日常用语中竟占据着如此大的比重。人们会"一觉醒来做出决定"去做某事，会"如梦游一般"完成会议报告，某位朋友会说："我不敢'梦想'做到那样的事情。"

每当听到这类表述，甚至是意识到自己也在说类似的话，我就会苦涩地翻个白眼。

7 月 12 日　　　　　　 💤 睡眠时间：0 小时 0 分钟

这段话不带任何标点符号因为时间已不再使用标点符号了夜晚不再画上句号早晨也不会开启一个新的句子我受不了了我受不了了我怎么还活着啊啊啊啊啊啊啊啊啊啊啊啊啊啊啊

对不住了，詹姆斯·乔伊斯（James Joyce）[1]。

7月13日　　　　　　　　　😴 睡眠时间：7 小时左右

今天我一定要睡觉，至于后果如何，见鬼去吧！我仿佛被魔鬼上了身，把药盒里的氯硝西泮全都吞了下去。实际上，我感觉非常舒服。而且我曾经读到过，如此剂量的苯二氮䓬类药物可能并不会对我造成任何伤害。但我还是觉得自己或许不应该这么做，于是拨打了 999。

两名身形壮硕的辅助医护人员出现在我家门前，脚上穿着厚重的靴子。

坐在救护车里，我开始对自己愚蠢、鲁莽的行为感到愧疚。我们还是掉头回家吧？辅助医护人员很友善，只能抱歉地告诉我，按照规矩不能这么做。他们还安慰我说，打电话把他们叫来是正确的，确保安全最重要。"我们会帮你获得所需的帮助。"他们说道。

另一方面，急诊室的护士却一点也不友善。他们在给我量血压和测体温时态度敷衍，默不作声，还板着脸。他们甚至没有出于以防万一的考虑给我注射生理盐水。

我被领进了一间塑料质地的侧屋。你根本不可能在屋里的蓝色塑料椅子上坐下：座位是倾斜的，"放臀部的区域"又太小，我一坐上去就会往下滑。这些椅子上满是香烟灼烧留下的圆形印记。我在这里坐了 5

---

[1] 爱尔兰作家、诗人，20 世纪最伟大的作家之一，后现代文学的奠基者之一，其代表作《尤利西斯》成为英语意识流文学的奠基之作。——译注

个小时，试图发现积极的一面：我可以盯着一面新鲜的墙看一阵子了。

我一边盯着墙面，一边试图弄清楚我究竟为什么要吞下所有药片。这就是所谓的"大声呼救"的行为吗？事实上，我的确大声呼救了。我每天都在大声呼救。医学专业人士知道我处在这样的状态。但在这样的状态下，我能获得的唯一帮助似乎就是药物。每时每刻，服用越来越多的药物，这越来越不像是个好主意了。更何况药物根本无法帮助我入睡。

终于，一位年轻的精神科护士走了进来，我们简单交谈了几句。我还是像往常那样抱怨了一番，然后就被转给了所谓的居家治疗团队。这些人的工作就是将患者挡在精神病医院之外。

居家治疗团队表示，他们第二天将登门拜访。

灰暗的一天迎来了幸福的尾声：当我回家后，残留在体内的氯硝西泮让我睡了 7 个小时。

我的喜悦之情如何描述都不为过。这显然不是一项可行的助眠策略，不过第二天早晨，当我睁开眼睛时，仍感到既震惊又兴奋：我终于能够休息一会儿了。

7月16日

💤 **睡眠时间：1 小时 15 分钟（轻微的氯硝西泮"宿醉"效应）**

居家治疗团队并没有给我留下什么好印象。在接下来我经历"失眠崩溃"的几年间，他们还会不时地出现在我的生活中。我之所以对其印象不佳，首先是因为你很少能够两次见到同一个人。而且他们并不提供"治疗"。居家治疗团队会在傍晚前到来，询问你情况如何，但并不会认真倾听你的答复。

因为每当他们来访时，我所说的都是："我睡不着……我还是睡不着……我无法入睡。"他们肯定感到非常无聊。

居家治疗团队的每一位成员进屋时都会脱鞋，然后坐在扶手椅上，按下沉甸甸的黑色老式公文包的开关，发出"啪"的一声——所有人的公文包似乎都一样，难道是公用的？然后他们会从包里把药物拿出来给你。他们并不放心让你自己配药——就我这个病例而言，这种做法是正确的。完成这项工作之后，他们会填写一份很难辨识的药物表。

然后他们就会匆匆离开，去拜访下一个疯子。

8月5日　　　　　　　　　　睡眠时间：0小时0分钟

我的老板在城里安排了一次会面。如今，我已经有一年没去上班了，中间只有一次出师未捷的复出尝试。情况必须改变。

我的朋友A知道我害怕乘坐地铁，便答应开车带我进城。她还为我挑选了一条夏末穿的连衣裙，并帮我化了点淡妆。对于这次会面，我感到很紧张。但我的老板实在太好了，她告诉我，公司很重视我，希望我能回去。然而我现在的状态恐怕还不足以胜任杂志主编这份工作，不如从某个较为初级的职位做起吧。她提出我可以先去一家健康类姊妹杂志那里担任采写编辑，以待有朝一日重回昔日的岗位。

理论上来说，这是一个很不错的计划。但我现在连英文字母都记不清，就更别提撰写有意义的文章、为读者提供有关饮食与健身的建议了。

而且，由我撰写这种主题的文章，未免也太过讽刺了。

朋友和家人都为我感到十分激动，劝我用双手紧紧抓住这次机会。我却只是了无生气地抬了抬胳膊。

8月15日　　　　　　　　　　　　　😴 睡眠时间：0 小时 0 分钟

我花了大约两个小时才走出家门。我过于紧张不安，甚至无法平静地挑选一身衣服。我给主编打了电话，说自己要迟到了。当我终于开始工作时，已经过了上午 11 点。我无法应对走到地铁站的 10 分钟路程，于是选择了开车。

从走进办公室的第一秒开始，我便感到一切都不对劲。

首先，这家健康杂志的办公区域和我过去任职的那家育儿杂志在同一层，之间并无隔断，所以我能看见前下属们勤奋工作的身影。其次，这一局面也显得稍稍有些古怪：新杂志正是我此前想要跳槽过去的那家，后来"失眠崩溃"令这一愿望化为泡影，这家杂志的新任主编，即我的朋友 T，现在成了我的上司。

我明白这样想有些矫情，也对自己能够获得这一机会而心存感激。可是老天啊，从心理角度来说，这可算不上是一个好地方。

从道义角度来说，我也确实没有立足之本。我已无可救药。主编只是让我编辑简单的稿件，但我已经不再具备任何评判能力。我告诉主编"稿件已经改好"，可以上版了，但实际情况显然并非如此。

主编又让我写一些短小的文章，这真是入门级别的任务，可我依旧做不好。必须补充说明的是，作为一个与锻炼、健康饮食、睡眠等绝缘的人，让我就这些话题向读者提供建议，这样的安排并不合适。

与此同时，我还会接到居家治疗团队打来的电话，并且为了让自己安定下来而在洗手间进进出出——情况简直不能更别扭了。

近来我开始执迷于自己的生理健康状况，而这家新杂志的主题完全无助于缓解我的焦虑。在这一点上，超高速宽带网同样对我不利。我本应编辑稿件，却开始在网上搜索"牙龈退化"。

尽管有同事从身后经过时，我会幼稚地关掉这些网页，但我想他们一定对一切心知肚明。

8月16—29日　　　睡眠时间：0 小时 0 分钟

编辑部里的每个人都很有耐心。可是在经过了大约两个星期之后，事实已经显而易见了："重新开始工作"这一仁慈的计划在任何层面上都没能成功。

我每天上班都会迟到和早退，迟到时间之久简直不可饶恕。哪怕身体就坐在电脑前，我也是一团心神不宁、毫无用处的乱麻。同事们都是有着开放心态的媒体人，很理解心理健康问题，但这毕竟不是一家护理中心，而是一份工作。

后来，我的主编朋友和我一致认为，对我而言居家办公可能会更合适。但即使如此，我还是会交出只是半成品的稿件和作品。昔日的我一定会为此感到羞愧不已。在过去，假如我的团队成员提交了这样的作品，我一定不会给他好脸色看。

我记不清具体经过了，只记得到了 9 月初，我又一次请了病假。

9 月 5 日　　　　　　　　💤 睡眠时间：0 小时 0 分钟

我曾拥有许多朋友。我最好的朋友们告诉我，只要我有需要，他们随时都会帮忙。而那些关系不那么亲密的朋友已经开始疏远我了。对于其中的某些人来说，这仅仅是因为我"不在身边了"——我们没法在下班后一起喝一杯，或是在送孩子上学后共进咖啡，等等。

至于那些萍水相逢的人，他们不太清楚应该怎么同处于这种状态的我打交道，于是便会和我保持距离。对我来说这没什么——我已不再健谈，而且非常乏味。

我最亲密的两位朋友正忙于事业和照顾年幼的孩子，但一有时间，他们总会给我打电话或是上门看望我。我很感激他们坚持和我待在一起，虽然我看得出来，他们每次离开时都很气恼。这样的拜访往往会令双方都感觉更加糟糕。

当 H 表示，她会"过来陪我坐上一个小时"，就仿佛我是住在养老院里的一位老阿姨时，我便知道，自己已经完蛋了。

其他人会好心地提供实质性的帮助。L 会"领着我"在附近的树林里走上一会儿——就像遛狗似的！我的邻居 K 则会允许我坐在她的桌边，唠唠叨叨地说上一个又一个小时。

我和他们之间的话题永远只有一个：我以及我的健康状况。我已经丧失了倾听和共情的能力，无法意识到，他们在自己的生活中可能也面临着巨大的麻烦。

另一位 L（一位美女记者）会带我去打免费的肉毒杆菌毒素并注射填充剂，因为这能减少我脸上的皱纹，让我显得快乐一些。"我看上去更像米兰达了吗？"完事之后我问她。她考虑了一会儿，回答道："算是半个米兰达吧。"

美容也没用。

10月5日   睡眠时间：0 小时 0 分钟

对于大多数人而言，睡眠是一种基础设施，相当于一座"空中桥梁"，将他们从一段活动时期，运送到下一段活动时期。但对我来说，无法做到这一点的后果，正在渐渐地吞噬一切。

我对即将到来的夜晚并不感到太过焦虑，也并不畏惧上床就寝——虽然对失眠症患者而言，这样的焦虑和恐惧其实是很常见的。对我来说更糟糕的是，无法入睡的后果在白天的每一个小时都会显现出来。我再也无法产生有创造力的想法，无法自然而然地采取行动——甚至无法采取任何行动，无法体验深刻的感受，也无法在意其他事情了。

这想必就是一瓣大蒜给人留下的印象吧：被蒜杵捣了个粉碎；被压扁了，浑身都是伤口；松松垮垮，毫无用处，一点也看不出原来的样子；而且还有些难闻。

人不该这样苟延残喘。

第三年

衣带渐宽

1月15日　　　　　　　　　　😴 **睡眠时间：0 小时 0 分钟**

　　在所难免的事情终于发生了。公司给我寄来了一封信和 P45 税单 [1]，表示我已成为冗员，希望与我就离职一事达成一致。我并不感到委屈或怨恨：他们已经尽了全力，对我不离不弃的时间比绝大多数雇主都要长。

　　不过，我也不至于说自己现在感觉良好。

3月23日　　　　　　　　　　😴 **睡眠时间：0 小时 0 分钟**

　　我已不再展望外界，于是便转向了内心。近来最令我执迷的事情是我的生理健康状况，具体来说就是，我正在衰老。

　　终日坐在床上，不利于我的肌肉保持紧张。我的四肢宛如枯枝，甚至连脚都显得更瘦了。我目不转睛地盯着自己的脚。我对别人说，自己的脚正在缩小；他们对我说，你精神不正常。

　　我的头发如同稻草一般。我发现自己原本洁白的牙齿开始失去光泽，嘴角也耷拉了。

　　即使在康复之后，我依然觉得这些改变是实实在在的。我服用的某些药物的确会引发各种问题，例如牙齿退化。不过在当时，家人告诉我"这些都是胡说八道，你疯了，麻烦你闭嘴吧"。我的父亲是一

---

[1] 在英国，P45 是指某人失业后雇佣机构发给个人的税务单，该税务单的代码是 P45，表示此人的最后一份工资发放状态。——译注

位牙医，他被我搞得不胜其扰，只能一再表示："问题在于心理，不在于牙齿。"

在接下来几年间，我还将"患上"以下疾病：可能发展成癌症的肠道问题（我接受了一次结肠镜检查，为此还被静脉注射了额外的苯二氮䓬类药物，哦耶！）、骨质疏松症（我自掏腰包进行了骨密度检测）、心跳过快以及激素分泌问题（为了最近两次的激素分泌问题，我向哈利街上的私人医生们支付了大笔费用）。

每次检查，结果总是正常。

ＺＺＺ小知识

失眠对生理健康的影响

失眠会对你的身体产生影响。

所谓的失眠症通常是指某种心理疾病的症状，在讨论时，人们常常会提及焦虑症与抑郁症等，但很少有人关注失眠本身造成的生理影响。

医学研究以及我的亲身经验表明，哪怕是短期失眠症也会造成严重的生理影响，令人变得衰弱。

事实上，从肥胖症到 2 型糖尿病，乃至阿尔茨海默病，多种疾病都与失眠有关。《实验心理学》（*Experimental Psychology*）2019 年 5 月刊对个中缘由进行了探讨，并提出了多种理论，从血管中脂肪堆积过多，到大脑中"细胞垃圾"的堆积。研究显示，每天睡眠时间不足 7 小时的人，微小核糖核酸（microRNA）分子的含量会显著升高。这种物质会导致细胞中的蛋白质含量降低，而且在此前就曾被发现与发炎以及血管状况不佳有关联。

有意思。

部分睡眠剥夺

这种情况并不像慢性失眠症那样糟糕。部分睡眠剥夺指的是，你能睡着一会儿，但睡眠时间达不到你需要的程度。专家将这种现象称为欠下了"睡眠债"。

一夜过后，你会感到疲惫，但通常仍然能够支撑一整天，完成各项活动。度过两三个不眠之夜后，你会开始感到筋疲力尽、易怒，工作表现可能受到影响，此外还会出现头痛、反应变慢、记忆衰退及行动迟缓等症状，此时开车可能会有危险。

长期的部分睡眠剥夺尽管不像彻底失眠那样具有伤害性，但后果仍然十分严重。随着人们越来越多地使用社交媒体、网络购物和 24 小时永不间断的流媒体服务，这种现象也变得越来越普遍了。

在一项研究中，一群志愿者每晚只睡 4 个小时，持续了 6 天。结果发现，他们的血压升高，应激激素皮质醇水平升高，接种流感疫苗后产生的抗体减弱。此外，睡眠剥夺也会影响长期健康，志愿者们表现出了对胰岛素的抗性，这是罹患 2 型糖尿病的先兆。

好消息是，随着志愿者还清"睡眠债"，他们的健康状况便恢复正常了。然而，许多工作忙得不可开交的成年人恐怕永远做不到这一点。所以说，这则故事还是颇具警示意义的。

慢性失眠症

让科学家对一群志愿者展开长达数年的睡眠剥夺研究，显然太不人道了。不过，对于长期失眠对身体造成的伤害，研究人员还是有所了解的。下面将列出长期失眠对身体造成的种种伤害，排序并没有特别的含义。

- **体重增加**

科学知识：《肥胖》（*Obesity*）上刊登的一则对 36 项研究的分析表明，睡眠剥夺会导致你体重增加的可能性上升。想象一下在《肥胖》杂志社工作的情景，这个话题可能导致派对上的对话戛然而止，或者也可能开启一大波讨论。失眠会扰乱胃促生长素（ghrelin）与瘦素（leptin）的生成，这两种激素控制着饥饿感的形成。因此你会更加渴望油腻、富含淀粉与糖分的食物，可能每天都会多摄入数百卡路里的精制碳水。

在白天感到筋疲力尽，还会导致你懒得去锻炼，于是体重便会盘旋上升，并诱发一系列其他疾病，例如糖尿病和心脏病。下文中将对此予以讨论。

我的情况：在"失眠崩溃"的前 6 年，我的体重其实降低了，原因在于肌肉萎缩乃至骨质疏松，尽管对后者的初步检查显示结果正常。然后，体重秤上的数字又开始增加。

就我而言，导致体重增加的主要原因在于，医生给我开了奥氮平

（olanzapine，见第 142 页）。这实际上是一种抗精神病药物，主要用于治疗精神错乱，其症状包括幻觉、妄想和偏执，常见于精神分裂症和双相障碍患者。奥氮平还能被用于"增强"抗抑郁药物的效果。

猜猜看，奥氮平的主要副作用是什么呢？

除了化学物质导致的发福之外，我还感到筋疲力尽、痛苦不堪，所以早就放弃了健康饮食的原则。对走出家门的恐惧也无助于我锻炼身体。

于是，我就长胖了。在本书付梓之际，我正在努力减掉这些多余的体重，已经初见成效。

● **糖尿病**

科学知识： 发表在《糖尿病护理》（*Diabetes Care*）上的一篇研究报告发现，慢性失眠症患者患上 2 型糖尿病的风险会显著增加。

睡眠状况不佳、每晚睡眠不足 5 小时且持续至少一年的人，患上 2 型糖尿病的风险比睡眠时间超过 6 小时的人高两倍。和肥胖症的情况一样，其潜在原因被认为与正常的激素分泌调节遭到扰乱有关。而在本研究中，导致激素分泌失调的原因就是睡眠不足。

我的情况： 在多次就诊中，我都被告知自己的血糖含量上升了。但医生从未使用"糖尿病"一词，也从未给我开过任何相关药物。

不过，我显然还是需要调整饮食结构。而且每次就诊时，我都会在护士有机会提起这件事之前，就下定决心要这么做。

现在，我的血糖含量已经降到了正常范围以内。

- **心脏病**

    科学知识： 2019 年，美国一所顶尖大学发布了一份详尽的研究报告，认为失眠与高血压之间存在关联。

    在睡眠不足者体内，应激激素以及炎症标志物的含量均会升高，这是引发心血管疾病的关键因素。一个令人震惊的事实是：每天睡眠不足 4 小时，可能导致女性死于心脏病的风险翻一番。

    我的情况： 我的胆固醇水平一度上升至略显严重的程度，但自从体重开始下降后，情况就有所改善了，不过依旧偏高。我的血压一直很正常。

- **痴呆症／阿尔茨海默病**

    科学知识： 最近的研究表明，失眠会导致患阿尔茨海默病的风险上升。哈佛大学医学院发布的一份报告认为，存在睡眠问题的人认知能力受损的可能性是睡眠状况良好的人的近 1.7 倍。

    另一项科学研究的结果尤其令人感到害怕。作者声称，"初步证据"显示，哪怕仅仅少睡一个晚上的觉，都可能导致某种与阿尔茨海默病有关的脑蛋白含量提高。

    我的情况： 不好意思，你说什么？你说话了吗？我的记忆力已经不比当年了。看来患上阿尔茨海默病是指日可待了。真的是这样吗？

- **病毒感染**

    科学知识： 众所周知，睡眠对免疫系统的健康运转是必不可少的。免疫系统会拦截抗原和外来入侵物，T 细胞还会杀死带病毒的细胞。

发表在《内科学文献》（*Archives of Internal Medicine*）上的一项研究显示，与每晚睡眠时间不低于 8 小时的人相比，睡眠时间不足 7 小时的人感冒的可能性要高出两倍。另一项研究发现，作息混乱的人患新冠病毒传染病的风险更高：夜间睡眠时间每增加一小时，被新冠病毒感染的风险就会降低 12%。

我的情况： 很幸运，我的"失眠崩溃"发生在疫情暴发之前。回想起来，我并不觉得自己变得更容易感冒了，甚至连一次流感都没有得过。不过这可能要归功于我不再频繁外出，也就接触不到那么多病毒了。

除此之外，在我身上还发生了其他一些问题。失眠第八年的一次抽血检查显示，我有些缺乏铁、钙和维生素 D。然而补铁剂会让我感到恶心。一位全科医生建议我多吃红肉和菠菜，这样就能摄入足够的铁了。

医生给我开的钙片和维生素 D 片，吃起来就像是吃粉笔一样。于是，我的一位医生朋友便告诉我，摄入 1000 国际单位的维生素 D3 就足够了。现在我每天都会吃维生素 D 片，的确感觉好多了，虽然我也说不清楚。

失眠症患者还有救吗？

问题在于，缺少对同一群人进行追踪的长期研究。我的睡眠导师索菲·博斯托克表示：

所有这些慢性疾病都是多种因素导致的，因此我们需要大量研究对象，以排除混杂因素的影响。短期研究显示，身体健康的人通常只要好好睡上几觉就能恢复过来。

　　但我们还是需要设立长期研究计划，来分析和消除睡眠状况对失眠症患者的长期影响。好消息是，得益于手机应用程序和在线工具等数字干预手段的普及，我们在这方面已经开始取得进展。这些数字技术天生就具备可扩展性。

　　最后，是关于孩子和失眠症的关系。"每一代父母都要应对睡眠减少的问题。"博斯托克说，"没有证据表明，与没有孩子的人相比，为人父母者的寿命会短一些。如果说有所差别的话，那么情况其实恰恰相反。"对于有孩子的失眠症患者来说，这可能算是个好消息。

4 月 15 日　　　　　　　　　　💤 睡眠时间：0 小时 0 分钟

　　我并没有花很长时间便意识到，药物并不是助我摆脱困境的答案。

　　在"失眠崩溃"初期，我就曾考虑过接受心理咨询，但又觉得自己的心灵不够平静，因此难以从中获益。此外，这种方式看上去过于"美式"了，显得像是在自我放任，而且花费也很大。但事到如今，"精神病学狩猎"已经进行了这么长时间，我终于做好了尝试心理咨询的准备。有个朋友向我推荐了一位名叫安东尼·斯通（Anthony Stone）的心理咨询师。

　　安东尼 70 多岁了，是个慈祥的大高个儿。他住在伦敦西北部，当地的心理咨询师比需要接受帮助的患者还多。他擅长的是人本主义疗法。网上说，这是一种"以人本主义心理学为基础的治疗模式，它以来访者为中心，认为心理咨询师与来访者之间的关系对创造出有助于改善病情的条件，具有至关重要的作用"。

　　说实在的，我并不确定这句话是什么意思。不过在未来的几年里，安东尼将会尝试各种方法，试图让我的情况变得好一些。他曾让我用一根棒子击打软垫，释放"我对自己童年某些经历的怒气"——但我并不觉得自己心中有怒气，就算有，我也因为太疲惫了而根本表现不出来；还有就是审视我的过往，试图解释哪一种心理创伤可能是导致我陷入如此境地的原因。

　　我想，从理论上来说，这种方法也许的确能够帮助某个有能力审视内心的人。但问题在于，我已经丧失了这样的能力。我是一个好几年没有睡过觉的人形空壳。说实在的，我没有办法回顾和分析。我唯一希望做到的事情就是入睡，至于剖析童年经历，还是先搁在一边吧。

　　然而，这种方法却产生了始料未及的结果。对内心的审视为我提供了一堆全新的、需要在网络上搜索的心理障碍名称。

　　最重要的是，安东尼对我正在服用的药物剂量感到不安。他认为这些药物麻痹了我，令我变得"无法触及"，引发的问题比解决的更多。日后，我每一次戒断药物的尝试都会得到他的支持，他甚至还陪我去看了最初的那位精神科医生，说明自己的忧虑。

　　尽管失眠对我造成的伤害超越了安东尼的精湛技艺与丰富经验能够治愈的范围，但他还是在许多年里一直对我不离不弃。他看得出我曾是怎样一个人，并且竭尽所能地提醒我回想从前的自己，提醒我"她还在"。在我失去收入之后，咨询费他只收半价。当我感到格外绝望时，他甚至会立即为我安排咨询，我等待的时间还不足半小时。有时候我压根儿无法如期赴约，但安东尼总是能够理解我。

安东尼会约我见面喝茶，以及去公园里散散步——至少在初期是这样，当时我尚能外出。在我住院时，他还会来医院探病。

有一次我的家人外出度假时，我吃光了家里所有的食物。安东尼便将一大包鹰嘴豆泥、面包、番茄、水果和巧克力送到了我家门口。

7月13日　　　　　　　　　睡眠时间：0小时0分钟

再次徒劳地拜访了安东尼之后，我回到了自己的房间，对自己说："我放弃。"我常常会这样说："好吧，我放弃，你赢了。"不过我并不确定这个"你"指的是谁。上帝？大自然？宇宙？

不过，正如在《李尔王》中，快活的格洛斯特所哀叹的那样："我们在天神掌里，等于是苍蝇在顽童手中，他们作为游戏就把我们杀了。"倒也难怪格洛斯特会生气，毕竟他的眼睛刚刚被挖了出来。

但压根儿没有谁或什么东西会在意这一切。

而且，"放弃"又是什么意思呢？我已经过了主动尝试自杀的阶段——你已经不可能再放弃了，只能继续呼吸，每一天的感觉都变得更加糟糕。与此同时，少了你，地球照样会愉快地转个不停。

第四年

饮鸩止渴

英国国家医疗服务体系中没人知道应该拿我怎么办。

我那里的卫生信托基金向我推荐了所谓的复杂护理团队。我头一次去报名时，他们的名字还叫作复杂需求团队。或许有人觉得这个旧名称听上去要求过高，像是骗人的，并且不太政治正确吧。

英国国家医疗服务体系网站上是这样说的：

> 我们为护理计划内有着复杂心理健康问题且未被诊断患有精神疾病，即精神分裂症、双相障碍、精神病性抑郁症及其他精神疾病的人提供治疗与支持。

从某些方面来说，被人视作"复杂"的感觉相当不错，不过被称作"有所需求"或者从"护理"中获益，这种说法我就不喜欢了。我很快发现，这个团队针对的其实是常规心理治疗爱莫能助的那些人。换句话说就是，其对象有点像各种精神不正常人士的大杂烩。

显然，这种感觉实际上并不好。不久之前，我还是一个经济独立、能力出众、交游广阔的在职母亲。从最新推出的莎翁剧，到美剧《欲望都市》（*Sex and the City*），我对许多话题都能谈得头头是道。我还能在各种场合侃侃而谈，无论是面对数百名业内高管，还是在儿子的学前班上介绍自己的工作。我并不是只会在心理健康工作者面前哭哭啼啼地一直念叨："我睡不着。"曾经，我唯一的"需求"就是拥有一大堆精挑细选的名牌鞋，还不时去国外度假。

接下来，情况变得更加糟糕了。我发现一项令人不安的新诊断砸在了我的面前：情绪不稳定型人格障碍。

这可真有趣，我做了一番研究。根据《精神疾病诊断与统计手册》第五版（DSM-V），情绪不稳定型人格障碍的旧称是边缘型人格障碍，其诊断基础是：

- 一种人际关系、自我形象和情感不稳定以及显著冲动的普遍模式；

- 起始不晚于成年早期，存在于各种背景下，表现为下列 5 项（或更多）症状。

接下来便是一长串清单，包括"极力避免真正的或想象出来的被遗弃"；人际关系呈现出不稳定且激烈的状态；"自我认知"不稳定；能够造成实质性伤害的冲动行为以及鲁莽驾驶；反复发生自杀与自残行为；不恰当的强烈愤怒以及"与应激有关的偏执观念"。

我的天啊！

我并不认同这一诊断。我开车开得可好了！

不过说真的，这个诊断真的让我心情复杂。

我知道在"精神科超市"里，自己不是一个容易应付的顾客。我总是牢骚满腹；我那些几乎称不上是对话的语句内容高度重复，而且我不会好好回应那些在我看来显而易见的建议；我的恢复情况不像其他心理疾病患者那样令人满意。事实上，我的状况正在变得越来越糟。

然而，我当前的问题有一条很明确的导火索。这些问题并非"始于成年早期"。我已经 42 岁了。

三年前，我的生活经历了重大变故，足以动摇哪怕最坚毅的人。对我而言，这就是一次创伤，而我的反应就是停止入睡。每个人对于创伤都会做出不同的反应。我相信，当一段至关重要的情感关系终结时，许多人都会产生情绪问题。长期失眠似乎就是我遭遇的问题。

我能接受抑郁症这一临床诊断——尽管它并非完全说得过去，因为我的"病"发作得如此突然。但不管怎样，在经历了长年累月的失眠，并且失去了耗费毕生努力才得到的大多数东西之后，又有谁能不抑郁呢？我并不特别把抑郁症的诊断当成某种有价值的判断。

可是，哪来的情绪不稳定型人格障碍啊？

我的嫂子 S 是全科医生，认识我已有 25 年了，她并不赞同这一诊断。不过她表示，近来我心不在焉地过量服药，这种做法可能为我减了分。"自残史"是做出情绪不稳定型人格障碍诊断的标准之一，但之前我还以为自残仅仅是指某些年轻人在感到痛苦时做出的伤害自己的可悲决定呢。

哪怕在我最痛苦的时候，对我来说，用剃刀割伤皮肤这一念头都是可憎的。

如果说我对苯二氮䓬类药物成瘾，就是这一诊断的部分依据，那么我简直要气得跳起来了。

一开始是哪个该死的给我开了这种药的？许多情绪不稳定型人格障碍患者都有成瘾问题，但除了大学里常见的狂欢式饮酒之外，我从来没有过物质滥用的问题，我对娱乐性药物没有任何兴趣。

S 描述了自己认识的被诊断患有情绪不稳定型人格障碍的患者。她安慰我说，这种疾病的患者通常在上学时不是学霸，没有名校学历，更谈不上读研究生和成为全国性杂志的主编了，而且他们也无法缔结坚实的友情和漫长的婚姻。我的情感关系或许是终结了，但我和前夫毕竟曾努力经营这段感情长达 13 年。

问题在于，我真的开始回顾自己的人生，并为自己捏造出了某些根深蒂固的性格缺陷。是的，我开始动摇了。18 岁那年，我将本科专业从法学转成了英语，从曼彻斯特搬到伦敦，原因是我觉得不开心，很想念当时生活在首都的摄影师男友。这能表明我的自我认知存在根本性缺陷吗？当时我还是个孩子啊。

我之前一直是个外向的人，有时候还很不耐烦。但这就是"不稳定型人格"的定义吗？

这一诊断让我开始对自己和自己做过的一切产生怀疑。或许我的成就只是侥幸，我的友情纯属虚幻。我从来都是一个欺世盗名的人。更有甚者，或许我从来不曾是一个亲切友善、值得被爱，也有能力去爱的人。

如果说我的感受还有可能变得更糟的话，那么现在正是如此了。真是要谢谢你们，医生和心理咨询师。

当我对这一诊断提出质疑时，我发现各位医护专业人士交换了一下眼色。讽刺的是，此举导致我看起来更加"不稳定"了。我感到自己陷入了某种卡夫卡式的噩梦。但我没有在惊醒后变成一只蟑螂，而是被重新塑造成了一个长期以来的心理问题受害者。

ZZZ小知识

关于人格障碍

人格障碍的定义：某种偏离文化预期、会导致痛苦或损害，并具有持续性的思维、感觉和行为方式。

某份心理健康资料写道：

每个人都有可能在某些时候变得情绪化，感到嫉妒，或是希望受到喜爱。但只有当这些特质开始引发问题时，你才会被诊断患上了某种人格障碍。你可能会发现自己的情绪难以理解、很累人且难以控制，给你和其他人带来了痛苦。正是由于这种痛苦，你可能会出现其他心理健康问题，例如抑郁或焦虑。为了应对这种局面，你可能还会做出其他行为，例如酗酒、滥用药物，或是自我伤害。

"所有这些症状都可能与失眠有关。"索菲·博斯托克这样告诉我。

《精神疾病诊断与统计手册》上列出了10种人格障碍，分为三组：

A 组

- **偏执型人格障碍：** 你发现自己在没有充分理由的情况下变得对他人多疑；

- **分裂样人格障碍：** 你成了独行者，社会关系很少，并且可能显得很冷酷；

- **分裂型人格障碍：** 你展现出了奇怪的想法和行为，显得十分怪异。

B 组

- **反社会型人格障碍：** 你冲动、鲁莽，易产生暴力倾向，同情心很弱乃至不存在；

- **情绪不稳定型人格障碍（旧称边缘型人格障碍）：** 下文会有专门介绍；

- **表演型人格障碍：** 你希望成为人们关注的中心，会做出过于戏剧化的举动；

- **自恋型人格障碍：** 你感到自己享有特权、十分重要，并且不认可其他人的感受与需求。

C 组

- **依赖型人格障碍：** 你允许其他人掌控自己的生活，缺少采取自主行动的自信；

- **回避型人格障碍：** 你害怕受到评判，在社交场合感到不适；

- **强迫型人格失调：** 特征在于需要极度完美、有序或整洁。其不同于强迫型人格障碍之处在于，患有强迫型人格失调的人会认为自己的行为是合理的，其他所有人都错了。

在不断搜索人格障碍的那段时期，我渐渐确信所有这些人格障碍的症状我都有，可能只有最后一种除外，因为这种人格障碍的副作用至少会让我的家里保持整洁。

为了方便本书的写作，我将专注于讨论**情绪不稳定型人格障碍**，因为这一度曾是我的宿命。

人格障碍这一诊断仍存在争议。心理治疗师斯泰西·弗里登塔尔（Stacey Freedenthal）于 2013 年在网上发表了一篇博客文章，其中写道："被诊断为边缘型人格障碍，会给许多人带去污名。甚至某些心理健康专业人士也会把这种人格障碍当成一个贬义词——既然这一诊断本身就暗示了此人的性格有缺陷，这也是顺理成章的。但事实上，有缺陷的恰恰是这一诊断。"

为英国国家医疗服务体系工作的萨米·蒂米米是一位开明的精神科顾问医生，他的看法如下：

当我还在医学院读书时，曾经玩过一个游戏。6 个学生在公寓里围坐成一圈，试图确定室友们分别属于哪种人格障碍类型。

人格障碍是一种很糟糕的诊断，有点类似于占星术：你会自动挑选出符合你目标的那些症状。

如果一位患者的状况没有改善，或者被治疗团队视为眼中钉，人格障碍的诊断就会被丢在他们面前。自从 20 世纪 80 年代疯人院被关闭以来，心理健康及精神科的专业性已经大大增强。于是，随着接受社区护理的慢性患者人数增多，人格障碍的诊断也变得越来越常见了。

患者不再被认为患上了某种能够被治愈的疾病，他们的存在本身遭到了贬低。

少数患者愿意被诊断患有人格障碍。他们将其视为一种对自己正在经历的困境的解释。然而他们中的许多人随后会发现，这种解释无法令人满意，因为贴上标签并不能解决任何实际问题。

其他患者则会将人格障碍视为一种污名，让他们感觉更糟糕。

而且，和精神病学的其他许多情况一样，这种诊断还十分主观。是谁裁定了所谓"正常"的标准？在这一专业领域，不存在有关各种参数的讨论。举例来说，有一项专门反对精神病学的运动，但并没有任何反对心脏病学的运动，这就很能说明问题了。肾脏可不会怀揣着对未来的梦想或焦虑围坐成一圈。

许多心理健康从业者都对与痛苦以及"另类"打交道感到焦虑，于是便炮制出这种伪诊断，希望能将患者打发走。这种做法是在推卸治疗无效的责任。

人格障碍的诊断还存在性别差异：反社会型人格障碍的诊断会将我们带入"疯子还是坏人"的争论之中，被诊断为这种人格障碍的大多是男性。被诊断为情绪不稳定型人格障碍的则75%都是女性。在由男性主导的成人世界里，社会对女性提出了种种不合理的要求，然后又将其视为病态。我认为该诊断就是其中的一种方式。

在英国国家医疗服务体系内，对人格障碍的治疗手段很有限。英国国家卫生及医疗优化研究院的指导方针要求医生们避免使用药物，除非患者同时患有其他疾病。可是考虑到被诊断为人格障碍的患者十有八九都已经在服用各种药物了，这一要求实在是难以遵循。

没有证据表明有哪种治疗方式比其他方式更有效，虽然辩证行为疗法（dialectical behavioural therapy）目前颇为流行。辩证行为疗法以认知行为疗法为基础，针对有着激烈情绪的患者进行了专门改造。

辩证行为疗法的治疗途径之一在于应对过往的创伤。不过，并不是每个人都喜欢这种治疗方式：有些患者宁愿专注于自己的家庭关系，根本不愿意回顾过去。除此之外，并没有什么神奇的治愈手段。

作为一名医生，我对各种精神病学标签感到担忧。如果某位情绪不安的患者找我问诊，我首先会把他看成是有着正常感受的人类。我们应当尊重人类对生活挑战做出的多样反应，把这些反应视作正常的、可以理解的。做出人格障碍的诊断可能会遮蔽这一点，并导致灾难性的后果。

每次接诊都有其独特之处，每位患者或其家庭都会与我建立独特的关系。我想了解他们希望从问诊中获得什么，如果病情改善，局面会有何不同。然后我会试着让患者就此展开畅想。

我希望深入到"为什么"这一初步问题的背后。如果你明白了"为什么"，这会令你的现实生活有何不同？我通常会绘制一张家谱图，了解患者家中有哪些人，谁和谁生活在一起，他们更为广泛的社会支持网络是怎样的，等等。我希望了解他们在面对其他问题时的复原力如何，他们是怎样应对这些问题的。我总是在留意那些常常遭到忽视的内在力量。

最后，我希望了解他们对"改变"的理论：在他们的想象中，改变将如何发生？例如，患者表示希望通过药物作用带来改变，我会再要求他们将改变细分成一系列小步骤，首先要发生怎样的改变，由此又会引发哪些其他改变。

如果患者与我产生了分歧，我不会将其诊断为人格障碍。恰恰相反，我乐见这种分歧，视其为精神力量强大的表现，因为大多数人都会感到难以向医生提出质疑。

在实践中，病历上的人格障碍诊断还可能导致患者在生活中受挫：他们可能无法像其他人那样，获得医生的认真治疗。

我认为萨米·蒂米米是一位非常出色的精神科医生！真希望我曾向他问诊。

> **注：** 接下来的几年，我又看了好几位精神科顾问医生。每个医生都告诉我，情绪不稳定型人格障碍的诊断是误诊。但直到与蒂米米聊过之后，我才想起要查看一下这一标签是否已从我的病历中删除了。它还在。
>
> 现在，很高兴地告诉大家，我的全科医生在听我诉说了自己的担忧、读完了关于我心理健康状况的近期通信后，终于将这一诊断从病例中删去了。
>
> 我已重新正式成为"稳定人格"的拥有者。

　　英国国家医疗服务体系为我指派了一位护理协调员。护理协调员类似于社工，会不时登门看望我，提出一些对我有益的建议，并检查我们全家大致的生活状况。具体人选变更了好几次，现任护理协调员大约每个月都会和我坐在客厅里聊聊。还是通常那些翻来覆去的对话：我抱怨"睡不着觉"，对方则恼火地安抚着许下含糊的诺言，表示要和我的顾问医生一道，对我进行"药物评估"。

　　我还记得某位护理协调员被开了一张违规停车罚单。"可恶！"她大叫道。我记下了这一幕，等到了这种事情能够逗乐我的时候再说出来。我想，现在或许是时候了。

　　还有某个治疗小组对我进行过一番评估，此外我就不记得太多治疗内容了。因失眠感到绝望的我对评估人员横加刁难。这一环节以我被立即推荐给走廊另一头的某位陌生的精神科医生，并在苯二氮䓬类药物之外又开了应急安眠药而告终。

　　但一切还是都没用。

　　我自己进行了一番研究。附近地区的卫生当局为人格障碍患者设立了一些治疗项目，但我住在三条街开外，因此不具备就医资格。

　　我继续靠着氯硝西泮和电视艰难度日，并坚持每周两次去见私人咨询师。他竭尽所能地治疗着英国国家医疗服务体系对我的心灵造成的创伤。

4月2日　　　　　　　　　　　　💤 **睡眠时间：0 小时 0 分钟**

各种诊断满天飞，而我还是睡不着觉。

在体育台，我又找到了一档喜欢的节目。《捕鱼者的蔚蓝海洋》（*Fisherman's Blues*）是一档关于捕捞鳟鱼和鲑鱼的节目，于周末拂晓时分播出。不过它之所以吸引我的原因有些古怪：节目的主题曲把我带回了学生时代。

5月13日　　　　　　　　　　　💤 **睡眠时间：或许有 20 分钟？**

氯硝西泮如今给我造成了大麻烦。随着大脑和身体对它产生了依赖，我必须服用更多药物，才能进入那种舒适的迷糊状态。医生很明智地每次只给我开一周的剂量。但我每天都会过量服药，于是早早地就会吃完医生开的药，在周末陷入绝望的境地。

周一一大早就站在药店门口，两只脚跳来跳去，焦急地等待药店开门，这种做法真的不正常吗？哪怕是药剂师仅仅迟到了 10 分钟，都会令我惊恐不已。她终于打开了药店大门，却拒绝接触我的眼神——或者也可能只是我在妄想。不管怎样，沦为瘾君子都令我感到羞耻。

我又开始在网上搜索苯二氮䓬类药物。

服用这类药物最多不应超过 4 周，并且应当"尽可能间歇服药"。而我服药已经超过 30 个月了，并且一直在吃，而不是间歇服药。

　　我向全科医生请求帮助。她看起来很担忧，但表示自己只能遵循顾问医生的指令。毕竟，顾问医生才是专家。于是，我便开始在网上找寻自救的方法。

　　在论坛和聊天室里，流传着长年服药者的骇人故事，而且主要是女性的。服用苯二氮䓬类药物导致许多人落下了心理乃至生理残疾。更精彩的是，我发现这类药物还能增加患癌及神经损伤的风险。网上列出了一些提供帮助的热线电话，然而我每次打过去，对面都是语音留言。

　　终于，有人给我回了电话。对方建议我查阅一份名为《苯二氮䓬类药物戒断手册》（*The Ashton Manual*）的在线资料。这本手册由药理学家希瑟·阿什顿（Heather Ashton）教授于 1999 年编写，其中详细说明了一套流程，可以帮助你在很长一段时间内逐渐减少苯二氮䓬类药物的剂量，最终摆脱依赖。

　　理论上这种做法当然是有意义的。可是，我现在真的希望这样做，又真的具备这样做的精神力量吗？

如何戒断苯二氮䓬类药物

希瑟·阿什顿和《苯二氮䓬类药物戒断手册》

希瑟·阿什顿是内科医生，也是纽卡斯尔大学临床精神药理学荣休教授。从 20 世纪 80 年代中期起，她开始发表有关长期服用苯二氮䓬类药物的副作用及其戒断问题的论文。阿什顿总共撰写了 50 篇相关研究论文。

她发明了一套戒断苯二氮䓬类药物的方法，能够帮助患者主导自己的治疗过程，并控制服药剂量减少的幅度——这个幅度不大，但受到了仔细的掌控。阿什顿还建议患者从劳拉西泮或替马西泮等强效苯二氮䓬类药物，转向半衰期较长、较为温和的苯二氮䓬类药物，通常是安定。

按照阿什顿制定的时间表，彻底戒断要花上几个月乃至几年时间。1999 年，她将自己的经验精炼成了一本手册，即《苯二氮䓬类药物戒断手册》，也被称为《阿什顿手册》。这本书的需求量巨大，被翻译成了 11 种语言，并多次再版。这些版本均可免费下载。

阿什顿的观点起初遭到了某些精神科医生的质疑。不过到了 20 世纪 90 年代末，大多数人都已承认，长期服用苯二氮䓬类药物是不安全的。

由于医生普遍开具这种药物，加之易于获得，苯二氮䓬类药物渐渐成了一种"街头"药物。阿什顿是最早对这种现象做出批评的人之一。在 2001 年版《苯二氮䓬类药物戒断手册》的前言中，她写道：

在全世界范围内，滥用多种药物者中，90%都会违规服用高剂量的苯二氮䓬类药物，这会导致新的危险后果，包括艾滋病、肝炎，以及波及下一代的风险。这是大约50年前，当苯二氮䓬类药物被当作一种无害的万能药引进医学领域时，人们未曾想到的。

在英国医学会发出呼吁后，《英国国家药方集》（*British National Formulary*）按照最新版本的《苯二氮䓬类药物戒断手册》，于2013年修订了其关于戒断此类药物的指导方针。

从那以后，医疗实践中的变化造福了全世界数百万患者。

阿什顿于2019年9月逝世，世界各地的患者都对她表示了哀悼。

苯二氮䓬类药物的戒断反应

在《直言不讳的精神病药物导论》（*A Straight Talking Introduction to PsychiatricDrugs: The Truth About How They Work and How to ComeOff Them*）一书中，乔安娜·蒙克里夫（Joanna Moncrieff）教授写道：

人们对苯二氮䓬类药物的戒断反应有着充分的认识，包括多种症状。由于这类药物属于神经系统抑制剂，停用会增加神经系统的敏感度。因此，戒断引发的症状通常会包括焦虑、躁动、失眠和情绪波动。大脑中还可能产生不舒适的感官体验，例如刺痛与麻木、疼痛与电击般的感觉。

蒙克里夫进一步列出了下列症状：

- 耳鸣（耳中嗡嗡作响）；

- 人格解体（感到"不真实"）；

- 对光线、噪声或接触过度敏感；

- 肌肉痉挛、僵硬和抽搐；

- 流感般的症状，例如出汗和颤抖；

- 失去胃口；

- 抑郁；

- 心跳加速，血压上升。

还需要继续列举吗？

那就听好了：

由于苯二氮䓬类药物具有抗癫痫的属性，快速戒断可能导致危险的癫痫发作。

6月8日   😴 睡眠时间：0 小时 0 分钟

我对自己说："够了！你当初服用这些药物是个错误，你完全可以戒掉它们！"不过我需要一些帮助。我来到本地的药物与酒精救助服务机构，这是一家附属于附近医院的诊所，无须预约。我和显然有着严重物质滥用问题的人待在同一间等候室里，但我并不在意。

这个午后，我和一位咨询师聊了聊，然后被推荐给了一位专门治疗瘾君子的顾问医生。"瘾君子"。没错，这个词语气很重，但我现在就是一个瘾君子。我必须习惯这一点。

成瘾与依赖

嗯，这个问题挺微妙的。当我开始撰写报纸文章，讲述处方药给我带来的问题时，我使用的是"成瘾"一词。某些线上患者小组严厉责备了我的这一用词。

这些患者小组对二者做出了区分：一方面是治疗导致的依赖，即一种"医学检查或治疗引发的相关疾病"；另一方面则是"街头"的成瘾现象。

"我们不是瘾君子。"他们表示，"瘾君子指的是那些为了满足自己的快感，出于消遣的目的，自愿选择服用药物的人。我们的药物来自医生，我们并未滥用药物。拜托，以后你能改用'依赖'吗？"

那么到底哪个词才是正确的呢？使用哪个词真的重要吗？

马克·霍罗维茨（Mark Horowitz）是伦敦大学学院的一位受训精神科医生及研究人员，坚决反对滥开有害精神类药物的行为。他表示：

"依赖"与"成瘾"这两个词常常被混为一谈，然而二者之间有着重要的区别，因为在医学上对待二者的方式是不同的。

"依赖"是一种生理过程，因此它常常被称为"身体依赖"或"生理依赖"。每当人们摄入了可能导致依赖的物质，这种现象就可能发生。通过某种生理过程，身体会变得习惯于该物质，例如受体的数量会减少。如果某人对某种物质产生了依赖，当他减少或停止摄入该物质时，就会出现戒断症状。

"成瘾"指的是大脑中的奖赏系统遭到某种物质的挟持，其表现包括：对药物使用的控制力受损，强迫性用药（只要能获得药物就会服用），尽管造成了伤害仍会继续用药（如丢掉工作、人际关系破裂），以及对药物产生渴望（当无法获得时会希望拥有该药物）。

你可以看到，这与医生给某人开了苯二氮䓬等药物的情况并不相同。这些人之所以服药，是因为他们被告知这种治疗方式是有效的，他们只不过是在遵照医生的命令。任何人服用可能导致依赖的药物时间足够长（通常是几个星期），就会在一定程度上对其产生依赖。由于戒断症状，许多人停药时都很痛苦。

许多人还会产生"耐药性"，即要想产生同样的药效，就需要摄入更大剂量。服用苯二氮䓬类药物时就经常出现这种情况。还可能发生"间歇性戒断"这一现象，即人们会在两次服药之间的间歇期出现戒断症状，这是因为药效衰退的速度已经开始加快了。

当然，无论出现哪种问题，所有人都理应获得帮助。在英国，有许多针对成瘾者的药物与酒精救助服务机构，但目前并没有针对非自愿地对处方药产生依赖的人的专门服务机构。这些人大多都未被告知自己服用的药物会导致依赖，例如苯二氮䓬类药物、Z类药物、加巴喷丁类药物（gabapentinoid，见第209页），以及抗抑郁药物（这一点如今已经变得显而易见了）。许多人觉得，因为服用了医生开的处方药就被送进治疗成瘾问题的服务机构，这种做法是不恰当的。

"成瘾"一词会招致污名。有时候，当对某种药物产生依赖的人告诉医生，由于戒断症状，自己无法停药，他们就会被认为是成瘾了，也就是在以某种方式滥用药物，而医生是不应当给瘾君子开药的。于是他们就会发现，自己身处一种悲惨的境地：医生拒绝给瘾君子开药，导致他们无法获得药物，而此时他们已经非自愿地对药物产生了依赖。他们只能另找医生，而其他医生也可能向他们投去怀疑的目光："你为什么要新找一位医生来帮你开安定？"

如果这种情况被认为是"性格软弱"所致，那么这些人就无法获得所需的帮助，有时候还会遭到惩戒性的对待，或是被要求去上戒瘾班，以克服"成瘾"问题。

苯二氮䓬类药物可能导致依赖和成瘾，所有人只要服药时间足够长都会产生依赖，但只有极少数人会成瘾。大多数人都会认同，如果因为某位老奶奶停止服用安眠药就无法入睡，而把她送到当地的戒瘾服务机构，或是严厉地告诫她问题在于她对安眠药上瘾了，这样的做法是不恰当的。

这番话很有力。我是在即将完成本书的写作时，才发现这些内容的。在此我强烈支持使用正确的术语，并希望这样做有助于改变对依赖处方药的患者的治疗方式。

不过我同样强烈地认为，那些因酒精或街头药物而遇到种种问题的人，并不比从医生那里获得药物的人"更差劲"，尽管针对二者的治疗方式的确应有所不同（见第 125 页）。用"依赖"一词来描述我目前所处的状态，的确更加合适。不过我很快就要进入"戒瘾复健之地"了，在那里流行的行话可是"成瘾"。

所以，尽管我要对强烈主张使用"依赖"一词的人表示衷心的歉意，也完全理解其理由，但在后文中，我还是会继续谈论自己对苯二氮䓬类药物的"成瘾"问题。

6 月 14 日 　　　　　　　　😴 睡眠时间：0 小时 0 分钟

我和治疗成瘾问题的顾问医生见了面。我们一致认为，我应该按照《苯二氮䓬类药物戒断手册》中的流程，减少氯硝西泮的剂量，并转向安定这种更加温和、长效的苯二氮䓬类药物。

于是我们便制订了这样的计划：在接下来的数月间，逐步减少服用氯硝西泮的剂量，直到这种药物安全地离开我的身体。

突然完全戒断药物很危险，这可能引发具有潜在致命性的癫痫发作。这一点怎么强调都不为过！

我服用的大剂量氯硝西泮相当于 50 毫克的安定，量相当大了。

不过这一计划是能够奏效的，而且专业人士的支持赋予了我尝试的勇气。

这是一种多么古怪的局面啊。我拜访某位医生，讨论如何才能戒断一种药物。但就在同一座建筑里往上走两层楼，就能找到一开始让我服用这种药物的医生。

6 月 30 日　　　　　　　　　🛌 睡眠时间：0 小时 0 分钟

我又回到了诊室，接受跟进治疗。就在我要离开时，一位友善的精神疾病病友叫了出来："嗨，艾米·怀恩豪斯！"实际上，可怜的艾米已经去世了。我与她仅有的共同点就是：一副犹太人的面孔，我那因压力和失眠导致的减重，以及我身穿的小号连衣裙与紧身牛仔裤。

当然，还有药物。我也注意到了这一讽刺之处。

7 月 1 日　　　　　　　　　🛌 睡眠时间：0 小时 0 分钟

治疗成瘾问题的顾问医生很同情我，但我觉得自己还需要额外的支持，才能戒断这么大剂量的安定。

网络上的建议都很棒，不过也许，我需要的是一个实实在在的倾诉对象，一位专心致志的咨询师。问题在于，来自专家的帮助近乎不存在。我发现在布里斯托尔和奥尔德姆等地偶尔会有一些慈善组织，然后，就在我居住的这条街上，我也发现有一家慈善组织——万岁！我拨打了电话，而且奇迹般地立即接通了。接电话的女士很友善，但也很抱歉。如果你不住在划定的行政区里，他们就爱莫能助了。你不具备资格。

我感到既意外，又恼火，还沮丧。遭遇这种问题的人不可能只有我一个，为什么没有更多能够为我提供帮助的机构呢？和我有着相同处境的人又该怎么办？

7 月 15 日　　　　　　　　　　**睡眠时间：0 小时 0 分钟**

终于，我的心理咨询师安东尼举起了白旗，表示他已竭尽全力，但实在无法帮助我。无法改善我状况的人并不是只有他一个，但这种无能为力感已经开始影响到他自己的生活了。

我们怀着沉重的心情，一致同意终止疗程。

我永远不会忘记安东尼的友善。日后，我们成了不时共进午餐、指点江山的朋友。

9 月 26 日　　　　　　　　　　**睡眠时间：0 小时 0 分钟**

在某次接受跟进治疗时，我告诉最初那位精神科医生，我对自己正在服用的苯二氮䓬类药物剂量感到担忧，正在尝试减小剂量。

"好的。"他说，"不过也可以试试别的东西。"他取出《英国国家药方集》，给我开了小剂量的一种名为普瑞巴林（pregabalin）的新药。他表示，这种药可以被用来逐步取代苯二氮䓬类药物，而且不具备成瘾性。《苯二氮䓬类药物戒断手册》中并未提及这种药物。

好吧，加入派对的家伙又多了一个。

　　我重返网络，像通常那样强迫症似的重新浏览有关长期使用苯二氮䓬类药物及其副作用的网站。我认定，自己的全部问题都要归咎于对这些药物的依赖。我的大脑中形成了一套扭曲的逻辑：如果大脑中的化学物质构成回归正常，我可能就会"复位"，开始重新睡觉。

　　我实在太虚弱了，没办法独自坚持下去。或许，我应该聘请专业人士来帮助我。

　　我开始寻找为处方药成瘾者提供帮助的复健诊所。英国国家医疗服务体系似乎并不会为面临这种问题的人提供住院治疗服务，其诊所主要是针对酗酒者和海洛因瘾君子的，而且说实话，看上去挺吓人的。

　　网上列出了一大串私人诊所，让人眼花缭乱，我真的不知道该如何选择。我先是筛掉了设在美国亚利桑那州、价格高得离谱的那些，以及常有名人光顾、名声显赫的那些。有一两家诊所坚持要求"客户"同住一个房间，也被我划掉了。

　　我又打了几通电话。有些诊所承认没有能够监督我安全戒断药物的医务人员，另一些则热情洋溢地讲述了帮助患者摆脱苯二氮䓬类药物的成功案例，其中一家价格不算太高，就在伦敦本地，员工看上去也友善且富有经验。

　　我没有再多做考虑。

　　我给选定的这家诊所打了电话，事情进展神速。不到两个小时，他们就派了一辆车来接我。

　　开车来接我的人是 Z，二十来岁，看上去很开朗。她告诉我，这家诊所曾帮助她戒掉了多年的可卡因毒瘾。"它棒极了。"她说，"我们会让你好起来的。"

　　这正是我希望听到的话——"我们"。一个团队将蜂拥而至，接管整件事情！他们会把我的问题彻底解决！

　　我们抵达了诊所所在的郊区。客户们住在一排房屋里，配有所谓"经理"。我被带去看了看自己的房间，里面空荡荡的。"他们都去开会了。"Z 表示。我问她是什么会。"匿名戒酒会。"她回答道，"今天你就会加入他们的行列。"

　　真的吗？可我并不酗酒啊。

　　Z 解释说，所有会议都是强制性的，并给了我一些阅读材料。她拿走了我的药物，表示临床全科医生马上就到。我还需要交出自己的手机——第一周过后，客户才能拿回自己的手机，且只有在晚上才被允许使用。这丝毫不会令我感到不便。反正，我又能打电话给谁呢？

　　医生很年轻，善解人意，听我讲述了自己的悲惨遭遇。我们一同制定了减少苯二氮䓬类药物使用剂量的方案，看上去很可行。她还表示，由于我身处受到监督的环境中，与居家相比，戒断的进度将得以加快。我们计划用三周时间进行戒断，外加一周不服药的观察期，这样我就能充分利用诊所提供的治疗时长了。

标准复健时长就是 28 天。对我而言，一切看上去都很棒。

最棒的是，这位全科医生给了我两片佐匹克隆，供今晚服用，这样我就能好好睡上一觉，让明天开始的治疗发挥最佳效果。

居然在复健诊所得到了额外的药物，真是意外之喜。

10 月 11 日　　　　　　　　　　💤 睡眠时间：0 小时 0 分钟

清晨

然而，我当然还是睡不着。

我阅读了 Z 给的材料。这家诊所的治疗是围绕着所谓"十二步康复计划"展开的。根据规定，每周要召开 5 场会议：既有匿名戒酒会，也有匿名戒毒会。我不禁问自己，这两种互助会适合我的情况吗？在做出选择之前，我或许应该将这家诊所的网站再好好浏览一番。

毕竟，"风险由买家自行承担"。

除了罗比·威廉姆斯（Robbie Williams）① 曾在某部纪录片中称赞其帮助自己恢复了清醒之外，我对十二步康复计划知之甚少。不过我确实记得，这种著名的治疗方案帮助了全世界数百万人。于是我决定接受它，全情投入到诊所提供的治疗中。无论如何，那些会议应该会很有趣。

---

① 英国歌手、词曲作者，曾两次进入戒疗所戒毒。——译注

早晨

疲惫的我头晕目眩，还有些找不准方向。但我还是走到楼下，与邻居们见面。我努力了。

大家都很友善。另一个脸色苍白、想要戒酒的新人屡屡冲进洗手间。一位看上去很健康的女士则告诉我，她已经戒掉了酗酒的恶习，本周五就要回家了。

吃早餐时，大家鼓励我谈谈来到这里的原因。一个不到 30 岁的小伙子向我讲述了他在白天服用大量佐匹克隆的可怕感受。我礼貌地倾听着，然后讲述了自己的平淡经历，听上去可没有他的故事那么惊心动魄。

然后我们便向一段距离之外的诊所走去。

下午

我回忆不起太多内容了。事情实在是太多了：好几个小时里，我们围坐成一圈，拿着打印出来、手工填写的"进度表"，听彼此大声读出上面的内容。我的进度表上写着"第一步，第一部分"，这是我的第一份"家庭作业"。按照表上的内容，我必须承认自己的生活"变得无法控制了"，我"对自己的毒药感到无能为力"，所谓毒药指的就是苯二氮䓬类药物。

简单！我承认！

还有其他几个不同关注点的治疗小组。我们观看了一部讲述成瘾现象产生根源的影片。不知为什么，这部影片的旁白是由一位男子一边徒步穿越科罗拉多沙漠一边讲述的。

一切都有些令人不知所措。

晚上

邻居们轮流负责做饭。如果说这一点听上去有些像《老大哥》（*Big Brothers*）[①]，那么好吧，这种想法实在是谬以千里。一位印度女士做了一顿美味的咖喱饭。

晚饭时，我询问有没有人也服用过苯二氮䓬类药物。大家一脸茫然：大多数人从来都没听说过这种药。在和我一起吃晚餐的人当中，有几个酗酒者的确被开过低剂量的苯二氮䓬类药物利眠宁，以帮助他们排毒。但是没有谁的主要问题在于这种药，也没人认识遇到过这个问题的人——无论是正在接受治疗的，还是近期已经回家的。

经理表示，她想起"今年早些时候有这么一个人"，会为我打听进一步的消息。

这并不能让我感到振奋。

随后，所有人都有 20 分钟时间为匿名戒毒会做准备。我已经筋疲力尽、手足无措，于是央求经理允许我离开。我感到对方有一丝不满，但她还是打了电话，于是作为新人的我便被允许待在房间里。但从明天开始，我就必须参加会议了。

[①] 著名真人秀节目，一群陌生人共同住进一座布满了摄像机及麦克风的房子。——译注

复健诊所里的人员构成很有趣。

不存在典型的"类型"。我遇到的人包括：一个每天都要喝掉一瓶伏特加的苏格兰老太太；一个向我展示了自己身上的文身和乳头上镶的红宝石的女公关，也是酗酒者；一个酒鬼消防员；一个在信托基金工作、有着氯胺酮（ketamine）成瘾问题的年轻男子；一个吸毒的高管；一个多次回到这家诊所的海洛因瘾君子，看上去他以后可能还得回来。

他们基本上都很和善。那位有文身的女公关把美容产品借给我用，还试图用橄榄油喷雾把我那一头支棱着的杂乱鬈发收拾服帖。

但是，尽管我进行了尝试，还是无法融入有关药物与酒精滥用的对话，也无法对他们的历程产生认同。

从咨询师到住在这里的患者，再到帮忙开车的前客户，复健诊所——或者说这家复健诊所里的人都是些"硬汉"。

而我则是个"懦夫"。

ZZZ 小知识

十二步康复计划

十二步康复计划起初是匿名戒酒会运动的一部分，为"康复"指明了行动的方向，旨在帮助患者排清体内成瘾物质，回归清醒。

十二步康复计划最早出现在 1939 年出版的《匿名戒酒会》（*Alcoholics Anonymous: The Story of How More Than One Hundred Men Have Recovered from Alcoholism*）一书里，作者是威廉·威尔逊（William G. Wilson）。他通常被称作比尔·W，这本书则被昵称为"大书"。

匿名戒酒会的方法经过改造，成为其他十二步康复计划的基础。这些康复计划针对的是包括药物在内的各种物质引发的成瘾问题，后来还扩展到性成瘾乃至购物方面的成瘾行为。

有些人是在复健诊所里开始体验十二步康复计划的，其他许多人则会直接参加各种互助会，例如匿名戒酒会和匿名戒毒会。这些互助会常常在教堂与社区活动中心里举行，如今还经常在线上举行。会上还会提供茶、咖啡与饼干。

这些互助会的灵感来源与支柱便是十二步康复计划。瘾君子们会在会上分享各自的经历，向保持清醒的人表示祝贺，为故态复萌的人提供支持。会上通常会有一位正在恢复、能够振奋人心的发言人，目标在于"唤醒精神"，让参会者从他人的成功与挣扎中吸取经验教训。

在会上，参会者会领取到不同颜色的"清醒片"，以示祝贺。这种带有数字的塑料小圆片代表着不同长度的成功戒断时间。

在匿名戒酒会的网站上就能找到十二步康复计划的内容。该方案列出了一条"康复阶梯"：始于承认自己有成瘾问题，终于"精神被唤醒"并帮助他人战胜成瘾问题。在这一旅程中，瘾君子会被鼓励去做一系列事情，例如"勇敢的自我道德批判"，以及承诺补偿那些遭到自己伤害的人。"上帝""至高力量""祈祷"等词语非常显眼。

治疗成瘾问题的心理咨询师妮基·沃顿－弗林（Nicky Walton-Flynn）是十二步康复计划的拥护者。她表示：

十二步康复计划既是一套精神哲学，也是一种美好的生活方式。其目的在于为客户提供力量、爱、改变自身行为的能力，以及最为重要的——希望。没有希望，你就无法振作起来。

我认为这是一种与认知行为疗法类似的治疗方式。

十二步康复计划的支持者相信，尽管生理上的依赖可能也是问题的一个方面，但成瘾问题的关键在于思维方式。我最赞同的定义是：这是一种"与某种物质或行为之间的病态关系"，这种关系会刺激大脑分泌令人产生舒适感的化学物质，例如多巴胺或内啡肽。成瘾者会不断重复这种行为，尽管他们心中"理智"的一面也知道，这种行为对自己是有害的。

我知道，"至高力量"等说法带有的宗教意味会让人们感到纠结。我对他们表示，可以把它想象成能让自己感到安宁的某个人或某个地方，可以是传统意义上的上帝，也同样可以是睿智的祖母、某片宁静的树林，乃至运行着的天体。

有些人会独自践行十二步康复计划，或是找一位像我这样的心理咨询师。此外，还存在着匿名戒酒会和匿名戒毒会这样的团体，可以让人们与其他认同自己的人待在一起。这些团体超越了阶层与智力水平，能够提供巨大的支持。

当患者需要戒断某种药物，或者导致他们成瘾的刺激与诱发因素过于强烈，必须脱离自己所处的环境时，就有必要去复健诊所了。

注： 并不存在"匿名戒断苯二氮䓬类药物会"。

10 月 13 日　　　　　　　　💤 睡眠时间：0 小时 0 分钟

　　我盯着"第一步"的进度表。是的，我对苯二氮䓬类药物感到无能为力，我的生活也的确变得无法控制了。但我究竟为什么必须阅读并摘抄"大书"呢？

　　感觉有点像是回到了学生时代。

10 月 14 日　　　　　　　　💤 睡眠时间：0 小时 0 分钟

　　以下就是复健诊所里的一天。

上午 9 点

　　在振奋人心的音乐伴奏下，我们走向诊所。我最喜欢的一首歌是《感觉真好》。可是我的感觉并不好，因为我一秒钟都没睡着。而且说实话，我更希望人们把乐观主义给自己留着就好，拜托了。

上午 9 点半

一进入诊所，我们就争着拾起摆在房间中央地板上的纸片，记录自己的想法与感受。我唯一能写下的就是："我还是睡不着。"然后我们要列出一份"感恩清单"：写出 5 件令自己感激的事。我一件都想不出来。

上午 10 点

鼓舞人心的心灵鸡汤《只为今天》（*Just for Today*）堪称瘾君子的圣经。所有人都要读上一段，并努力去发现这些话的意义。大家纷纷朗诵，声情并茂地加以反思，谈论各自取得的进展。但仅仅是朗读已然令我感到十分吃力，模模糊糊的词句仿佛在我眼前跳舞。我如同行尸走肉一般读了起来，除了肤浅的陈词滥调之外，体会不到任何洞见。

事实上，不同于房间里的其他人，我没有取得丝毫进展。随着排毒引发的戒断性症状开始显现，我的感觉越来越糟了。

最后，我非常清醒地意识到自己没有康复，于是便开始编造一些积极的反馈。

这一环节总是以《宁静祷文》作为结束：

请赐予我宁静

以接受我无法改变的事情；

请赐予我勇气

以改变我能够改变的事情；

115

请赐予我智慧

以分辨这两者的差别。

我也认为《宁静祷文》十分优美和睿智，但我并不喜欢一群人手拉着手站成一圈，也不喜欢集体拥抱之类的行为。

但在复健诊所里，集体拥抱是司空见惯的。

上午 11 点

冥想。主持 30 分钟冥想环节的是一位老练的治疗师。我们被鼓励闭上双眼，听着她用富有创造力的语言描述出一幅幅景象，感受其中的凉意。这有些类似于我在"失眠崩溃"刚刚发生时曾尝试过的渐进式放松。

送货卡车的声响打破了冥想时死一般的寂静。这辆卡车每天早晨都在同一时刻到来，就像冰激凌车那样大声放着音乐。这番动静与潺潺作响的小溪以及荒无人烟的沙滩可一点儿也不搭。

尽管我一直感到很痛苦，但每当这个时候，我都忍不住想笑。我将眼睛睁开一条缝，想看看其他人有没有同样的感觉。然而，所有人都在老老实实地顺着大河漂流。

结束时，治疗师会将我们"带回原地"。每个人都舒展身子，大笑起来，诉说这一切有多奇妙，他们感到多么放松。

我却十分紧张，甚至感觉牙齿直打架，肌肉又僵硬又酸痛。但我没有想到，这可能是戒断苯二氮䓬类药物引起的。

步骤会议

每三天左右，人人都要轮流展示自己的作业，聚集在一起的同伴则会聚精会神地倾听。小组长会发表初步点评，然后其他人会被鼓励积极地做出补充。

你会获得"通过"或者"未通过"两种评价。我轻松地通过了简单的"第一步，第一部分"，但未能通过"第二部分"。

第二部分作业的问题是："身为成瘾者对你来说意味着什么？"我仔仔细细地写下了一份声明，并且向聚集在一起的同伴大声读道："我感到羞耻，这并不是我当初希望的结果。我从来都努力工作，竭尽所能。如今我意识到这种态度有些过于傲慢了，我并不比饮酒过量或选择了街头药物的那些人更好。"

回答错误！我被告知，必须引用"大书"中的内容，而不是用自己粗陋的语言作答。

我被赶到了复健诊所的淘气角里，重做"作业"。

午餐

午餐时刻的到来总是令我如释重负。其他患者在早上为我们准备好了三明治。可是，由于并不确定自己在这群同伴之间处于怎样的位置，加上未能融入任何小圈子，我只能一个人坐着，吃到撑为止。

午餐休息时间最棒的活动是去附近的一片森林里散步。某个更有经验的同伴被要求"照顾"我，带我安全地穿越树林。

我们相互之间交流不多，但我很感激这样的姿态。

下午

与上午的环节相似。完事后，我们要按照日程表收拾卫生，包括打扫会议室以及清洁小厨房。

然后就是回去吃晚餐，以及大约一个小时的休息时间。

晚间会议

我们挤进一辆被讽刺地称为"小药虫"的小巴士，前去参加当地的匿名戒酒会或匿名戒毒会。我总是想尽一切办法试图避免参加，但没用，我必须去。

对我的同伴而言，参会和散会这段晚间旅程往往充满了欢声笑语。有个家伙说起了在急诊室里喝洗手液的经历，博得了众人的同情。

我了解到了"快乐回忆"是怎么一回事，这是指成瘾者回想起在情况变得糟糕之前，那些成瘾物质曾给自己带来的快乐时光。"快乐回忆"并不值得提倡，但在乘坐小巴士的旅途中，它是一位常客。

但是，我没法参与进去。11 月 5 日那天，我们爬上了一座小山，看了绽放的焰火。此时此刻，我却感到前所未有的孤独。

11 月 5 日　　　　　　　　　💤 睡眠时间：0 小时 0 分钟

我并没有像预期的那样取得进展。于是我们一致决定：我在复健诊所里待的时间，需要超过常规的 28 天。

　　十二步康复计划中的某些内容是很有道理的常识。其中有一句话令我印象格外深刻："自扫门前雪。"换句话说就是，要为你自己的良好行为负责。这是一条很棒的人生准则。我也喜欢这一观念：怨恨是无益的，你应该尽可能对成瘾期间伤害过的人做出补偿。

　　但是在匿名戒酒会上，还充斥着大量新世代风格的胡扯。人们会手按"正能量语录"起誓，比如："我的事情我做主。"

　　我可不是这一类行为的拥趸。在我看来，这些话都是毫无意义的陈词滥调。

　　最重要的是，在这里，一个人能否得救，全被系于所谓"至高力量"，但对我来说这却很成问题。我对这种说法压根儿不买账。我尽量像咨询师们坚持表示的那样，认为它不具备宗教意味，即认为已故祖父或儿时宠物都可以成为我的"至高力量"，也在努力尝试，但我就是不喜欢匿名戒酒会因其 20 世纪 30 年代的基督教源头而沾染上的挥之不去的"上帝使团"意味。

　　一切都令人感觉带有美式保守主义风格，还有些像邪教。

第四年　饮鸩止渴

回过头来看，我意识到自己的语气有些居高临下。

如果我冒犯了任何有过酒精或娱乐性药物成瘾问题，并且获得了十二步康复计划帮助的读者，很抱歉。我明白，这些问题可能源自某种终生创伤与不幸福，理应受到严肃对待。

但是重点在于，当时我并不感到自己比其他同伴高一等——我恰恰感到自己要低他们一等。

我真是个失败者，连复健都做不好。

11月8日　　　😴 睡眠时间：0 小时 0 分钟

随着时间一周周地过去，我服用药物的剂量降低了。

然而每一天，我的感觉都越来越糟糕。

我感到烦躁、狂乱。我无法安静地坐着，总是从一个地方走到另一个地方，从一间屋子走到另一间屋子，顺着楼梯跑上跑下。我没法集中注意力打扫卫生。

我就是没办法安定下来。我想这种状态就是"躁动症"，但这个名字并不能给它带来好名声。这就如同一种令人难以忍受的心理瘙痒。

不过我仍然能意识到，自己正开始被视作一名"不好对付"的客户：无法完成作业，卫生打扫得很差，总是试图逃避匿名戒酒会。

我和咨询师 R 聊了聊。满身豹纹装的她曾是个摇滚少女，我真的挺喜欢她的。我告诉她，我并非有意表现得令人为难，但是我的身体感觉糟透了。在这儿，我真的十分挣扎。

R 有些同情地听我说着，但仍然表示我的成瘾问题与其他人别无二致，只是"毒药"有所不同罢了。她还向我讲述了一则关于戒掉海洛因以及突然完全戒断"快速球"的尴尬故事。在这里向外行解释一下："快速球"指的是一种可卡因和海洛因的混合物——看，我还是学到了不少东西的。

当我谈起孩子们以及我对他们的内疚感时，R 对我表示了同情，并分享了自己的经历，这的确让我感觉好受些了，虽然只有很短暂的一段时间。

而在另外一些日常小组活动中，我能感到其他人的耐心正在消磨殆尽。某位小组长表示，我仍处于"主动成瘾"阶段，应该停止做作业。

我知道自己很无聊，也因为过于安静遭到过斥责。这位治疗师专门抽出一段小组活动时间，询问其他人对我的看法。当时的一片寂静可谓震耳欲聋。一位和善的可卡因成瘾者支支吾吾地说："她很可爱。"我们几乎没有说过话，但我对他的善举十分感激。

这一环节结束后，小组长让我站到一把椅子上，高唱国歌。我认为他是想对我试试"严厉的爱"这一招，帮助我挣脱自我。

但我却备感屈辱，泪流满面。

而且，我正在为此付出代价。

当晚，我端详着镜子里的自己。

我面黄肌瘦，皮肤呈现出可怕的薄片状。我懒得抹化妆品，甚至连润肤露都不用，也根本不记得上一次外出晒太阳是什么时候了。我的头发变得干枯，用着前夫在超市里买的去屑洗发水，也懒得使用护发素。

如果我涂唇膏，只会显得更糟，就像是对苯二氮䓬类药物上瘾的小丑。

4年来，我没有买过一件衣服。我只是穿着旧紧身裤、邋遢的连帽衫和破旧的雪地靴四处游荡。住在我隔壁的邻居出于怜悯，借给我一些衣物。某个周六，我趁外出前往本地某个平淡无奇小镇的机会，在服装连锁店里买了点东西。

对于这种行为，杂志主编米兰达会作何感想呢？

当然，痛苦不只是生理上的。我从一个成功、有创意的妻子、母亲和朋友，变成了一个孤单、对药物成瘾的幽灵。

然后，我还要为此感到内疚和羞耻。

我不会对酗酒者和服用娱乐性药物的人进行道德评判。事实上，自从来到复健诊所之后，我接触到了许多在享有优待的中产阶级泡泡里不可能遭遇的可怕人生经历。我发现，多数人大体而言都是正派的，会尽力用最好的方式应对问题，哪怕他们有时会做出糟糕的选择。

可是尽管如此，对我来说**这不公平**！

11月10日　　💤 **睡眠时间：0小时0分钟**

早晨

我告诉聚集在一起的成瘾者，我还要尝试戒断普瑞巴林。

"嘎嘣嘎嘣。"小组长嘲讽地回应道。

122

所有人都笑了起来。我再一次遭到了羞辱。

晚上

一位酗酒者发现我在会议室外漫无目的地来回踱步，便关切地给我递了一根香烟。我点燃香烟。或许我应该更加努力融入吧——我并不是很会抽烟，呛得咳了起来。

我在匿名戒酒会上说道："我的名字是米兰达，我是一个酗酒者。"这一举动既具有逆来顺受的意味，又带有消极对抗的性质。不过，我什么也不在乎了。

我再次想到了自杀，并且在每日更新的进度表上写下了自己的痛苦之情。在我弄清情况之前，就被拽进了楼上的员工办公室，这种感觉就如同被叫进校长办公室一样。

一个三人小组对我进行了盘问。他们表示自己没有能力应对有自杀倾向的人，因此可能不得不放我出去。

可是我并不希望离开。我不想"回家"——事实上，我已经不确定自己是否还有一个家了。我向这些咨询师表示：我真的感到很抱歉，我并不是那个意思，我不会再这么做了。

我又被送到了楼下，重走了一遍蒙羞之旅。某个小组不得不中断活动，好让我加入。

周围所有人的耐心都已消失殆尽。

复健诊所和我达成了停战协议。我们一致认为，我最好第二天就离开。

我想我服用安定的剂量已经降到了 15 毫克。为安全起见，全科医生将其提高到 20 毫克。关于普瑞巴林，医生没有任何表示。我已经彻底停用这种药物。

我暂时放弃了戒断苯二氮䓬类药物的努力。

> **注：** 突然停止服用普瑞巴林同样很危险。当时我服用药物的剂量很低，因此并未遭遇癫痫发作或是产生自杀念头，但当你突然戒断普瑞巴林时，这些症状是可能出现的。关于普瑞巴林的更多信息，见第209 页。

ZZz小知识

苯二氮䓬类药物戒断须知

这次复健的问题出在哪里？

我又去拜访了治疗成瘾问题的心理咨询师妮基·沃顿－弗林，以下是她的看法。

在我看来，这家诊所并不具备治疗你的条件。你说你给其他治疗中心打过电话，它们曾以此为由拒绝接收你。至少它们很诚实。

用"严厉的爱"这种方式来为你治疗，完全是错误的。针对你的治疗方式一定要温柔。我完全不认为你应该诉诸"至高力量"。如果我是你的治疗师，我会要求你回想一天中感觉不是那么糟糕的时刻，比如说刷牙时，或是等待水烧开时。

许多治疗成瘾问题的心理咨询师常常只会根据个人经历，照本宣科地应用十二步康复计划。我也是这个康复计划的倡导者，但我坚决认为，这个计划需要被纳入一套更具综合性的治疗方法之中。也就是说，需要以"十二步 / 大书"这一模式为脚手架，搭建起一套治疗方法。

对你来说，现在或许并不是适合尝试十二步康复计划的时候。结果变成这样太遗憾了，因为这个康复计划本应以体贴为基础。那么，假如你向我求助，我会提供怎样的建议呢？与现在相比，你显然需要进行更长时间的生理排毒。假如钱不是问题，那么我会推荐你前往美国的专业诊所，并在那里待上好几个月。

为试图戒断处方药的人提供的平价服务太少了，这种情况令我感到悲哀。政府根本不愿意为此投入资金。

戒断苯二氮䓬类药物：应该发生些什么？

问题在于，在英国，这一领域的专家非常少。在写作本书时，我得知伦敦有一家、布里斯托尔有两家、奥尔德姆有一家专业中心。我找到了全伦敦历史最长的专业苯二氮䓬戒断服务机构的经理梅拉妮·戴维斯（Melanie Davis）。

梅拉妮从事与苯二氮䓬类药物依赖者打交道的工作已经超过 25 年了。除了在一家名为"改变 - 成长 - 生活 REST 服务"的机构为来访者提供帮助外，她还担任过多个议会委员会以及循证精神病学委员会（Council for Evidence-Based Psychiatry）的委员，并曾担任英国国家卫生及医疗优化研究院以及英国医学会的顾问。

关于苯二氮䓬类药物，梅拉妮不知道的知识在一片劳拉西泮药片上就能写完。她甚至还会给全科医生出一些与这类药物相关的小测验题目。苯二氮䓬小测验！

真希望我在"失眠崩溃"期间就认识梅拉妮。

梅拉妮认为：

苯二氮䓬是一类独特的化合物，不能与其他成瘾性物质等同视之，而是需要特别关注。

"常规"复健往往是不适用的，而且大多数复健工作者并未接受过这一领域的专业培训。

苯二氮䓬类药物成瘾可一点儿也不妙。一个最常见的问题是，人们往往会将其视作一种温和的、来自 20 世纪 60 年代的、带着些老妇人气质的药物。滚石乐队曾在歌词里把它称为"妈妈的小帮手"，但这一标签其实只会让问题变得更加严重。我曾接诊过一位在超市工作的来访者。你完全想象不出她会有任何问题，然而她每天要服用 300 毫克的安定，这可不是个小数字。事实上，这是我见过的最高剂量。

她是凭借一位私人医生的处方获得这些药的。

某些来访者会使用违规药物——美国药物赞安诺（Xanax）就是当今的一大问题。还有一些人起初是因为对酒精成瘾而去寻求帮助，通过服用苯二氮䓬类药物来戒酒，结果30年过去了，他们依然依赖着苯二氮䓬类药物。无论来访者是如何对苯二氮䓬类药物产生依赖的，我们都会为其提供支持。

我们接待的大多数来访者都在长期使用处方药，他们是满怀诚意去看全科医生的。来访者的年龄从18岁到87岁不等，平均年龄是55岁，其中四成是男性，六成是女性。

医生严重低估了这类药物可能导致的问题。

"成瘾"还是"依赖"？我更愿意使用"非自愿依赖"这种说法。

长期服用苯二氮䓬类药物可能导致的问题包括：情绪迟钝、无法产生"感受"，恐慌，广场恐惧症，视线模糊以及脑雾。与酒精的交互作用会导致上述症状加剧。药物依赖是个大问题，如果去度假时忘了带上苯二氮䓬类药物，那么你很可能不得不打道回府。

一个行为完全正派的人，如果无法继续获得处方，就可能像逛街那样去"挑医生"，设法找到一位愿意给自己开药的全科医生，或是试着上网买药，乃至去找街头药贩子。

绝对不可突然戒断苯二氮䓬类药物，这样做可能遭遇致命的癫痫发作。

十二步康复计划可以拯救其他类型成瘾者的生命，但并不适用于苯二氮䓬类药物依赖者，这就是原因之一。这个康复计划是以克制为基础的：你必须停药，并且坚持停药；然而苯二氮䓬类药物是不可以突然停止服用的。

之所以没有匿名戒断苯二氮䓬类药物会，原因正在于此。有些患者觉得互助会带有宗教意味，显得有些僵化。REST 则会提供以来访者为中心的互助式治疗方案。

即使你没有采用突然戒断药物这种危险的做法，也需要避免过快戒断药物。如果不在医学监督之下逐步减少服药剂量，尝试戒断药物的人可能会患上所谓的长期戒断综合征（见第 141 页）。

这些问题可能持续数年之久。它们包括：极其难以入睡、焦虑、抑郁以及类似于流感的症状。

梅拉妮如何治疗苯二氮䓬类药物成瘾

- 需要应对两件事情：药理依赖与心理依赖。老练的心理咨询师知道，这二者是相互关联的；

- 在来访者的全科医生帮助下，我会确定每天的药量。假设你每天要服用 30 毫克安定，偶尔还会达到 50 毫克，那么我们会试着保持在每天 30 毫克的水平。接下来的目标是，在提供治疗与支持的同时，慢慢地逐步降低剂量；

- 剂量降低的幅度越缓和越好。我们"能往下跳多远"在很大程度上取决于来访者的年龄、所处环境、服用苯二氮䓬类药物的时间，以及他们感到可以接受的程度。

我们会让来访者结成小组，相互提供支持，分享彼此的经历，由有经验的志愿者主持小组讨论，还会提供正式的辅导。

当患者希望停药时，应该做些什么

- **不可突然停药！**

- 如果你感到服药或戒断引发了急症，请呼叫应急服务。

- 对苯二氮䓬类药物的依赖可能令你陷入孤独之中。如果可能的话，请争取朋友与家人的支持。

- 如果你足够幸运，所处地区存在针对苯二氮䓬类药物依赖者的专业支持服务，请向其征求建议。

- 尝试拨打求助热线电话。

- 我强烈建议查阅《苯二氮䓬类药物戒断手册》（见第97页），保持服药剂量的稳定，不要在任何一天中断服药。

- 了解自己的症状，专业网站及论坛能够帮到你。不过，不要太过在意那些耸人听闻的故事。每个人的情况各不相同，如果你以负责任的方式处理戒断问题，也许就不必承受那些痛苦。

- 本地英国国家医疗服务体系提供的药物与酒精戒断服务可能很有用，当你在住房、资金、照看小孩等方面需要帮助时尤其如此。

- 坚守自己的身份。牢记在当前的问题出现之前，你曾是怎样一个人，并且决心再度成为那个人。

- 如果可以的话，好好吃饭，好好锻炼。不过无论是在服用苯二氮䓬类药物时，还是在戒断过程中，想要调动自己的身体，可能都是非常困难的。现实一些：有些人可以一口气骑 10 公里的自行车，但大多数人做不到这一点。

- 试着每天走出家门。这件事说起来容易，做起来难：服用和戒断苯二氮䓬类药物通常导致的副作用之一便是广场恐惧症。

- 不要苛求自己：戒断这些药物是一项艰难、漫长的任务。有些服用过其他药物的来访者说，苯二氮䓬类药物戒断起来是最困难的。

- 记住，总有希望！在大多数案例中，损伤都不是永久性的——新的神经通路总会形成。我还从未遇到过情况没有任何改善的来访者。

在梅拉妮看来，我们应做出哪些改善

政府应该针对内源性成瘾问题提供支持服务。全科医生与精神科医生需要接受培训，了解有关这类药物危害的最新知识，并且了解应当如何帮助患者戒断它们。

梅拉妮什么都知道！她真是一语中的！

11 月 12 日　　　　　　　　　睡眠时间：0 小时 0 分钟

诊所的两位咨询师开车把我送回了伦敦市区，我请求他们在急诊室把我放下。或许英国国家医疗服务体系的常规精神科治疗就是我所需要

的。或许存在某种神秘的药物能助人入睡，而其他人一直向我隐瞒了这个秘密。又或许有人对戒断苯二氮䓬类药物这件麻烦事有所了解。

两位咨询师将我送到我所住地区医院的急诊部，然后匆匆离开了。

我又在某个摆放着蓝色塑料椅的房间里度过了一天。我的身旁放着一个大包，里面装着我去复健诊所时携带的全部物品，这些天穿的衣物差不多都在包里。我感到自己就像个无家可归的流浪汉。

终于，一位急诊精神科医生走了进来，但她也不知道该拿我怎么办。

在精神科想找个床位非常困难——更罕见的是，竟然有人主动要求住院。不过，也许是不知在哪里有人感受到了我的绝望之情，于是我得到了一个床位。我本以为自己会被送到曾经作为门诊患者造访过的那家本地医院，可是那里的住院部没有房间了。

于是，我将被送到别的地方，送到这座城市里某个我不熟悉的角落。英国国家医疗服务体系的精神科患者是没法挑挑拣拣的，救护车呼啸着驶过了我熟悉的那条路的尽头。

我开始恐慌。我想下车！

此时此刻，尽管我相信自己正在犯下糟糕的错误，但我已经动弹不得，对护士什么也没说。不过我觉得他们也不大可能表示："既然你这样说，那么好吧。"然后就真的把我送回家门口。于是，在死寂的夜里，我们抵达了一座阴暗、狭长、低矮的建筑。

进入病房之后，黏糊糊的双重门在我身后锁上了。我被领到了自己的"房间"：它是一间6人居住的病房中用帘子围出的一个隔间，不到两米宽。

我在干些什么啊？

11月13日　睡眠时间：-2小时，这可能吗？

凌晨2点，从我对面那个隔间里传出了不明语言的歌声。我请求他们小点儿声，但他们装听不见。第二天，在我有空向经理投诉之前，我就被转送到了住处附近的那家医院。

我真是爱死英国国家医疗服务体系了。我也希望自己不必再唠唠叨叨地抱怨这个国家的心理健康服务状况有多么令人瞠目结舌，然而可悲的是，我别无选择。我并不喜欢在英国国家医疗服务体系的精神科住院的感觉。至少，不喜欢这家医院的这处病房。

好吧，至少这里还是要比上一个地方好一些的。我住进了独立的病房，里面摆着一张小床，垫着塑料床单，摆着橡胶枕头。房间里还有水槽和衣柜。衣柜的门上了楔子，只能半开着。

病房建在一条铁轨旁。我坐在床上，从窗户望出去，注视着正在变黄的梧桐树叶。一趟趟地铁列车呼啸而过，直到凌晨1点才停运。然后在5点左右，地铁又重新开始运营。一道亮光在我头顶闪了闪。工作人员整晚都会偷偷查看我们的情况，而且他们可不会努力做到轻手轻脚。

这样的环境真的不利于入睡。如果还能有人记得那么遥远的事情的话，就应该明白，无法入睡正是令我身陷如此糟糕处境的原因。

除了一间摆放着三根蜡笔和一些橡皮泥的“艺术室”外，这里几乎没有任何治疗手段。抱歉，我是不会进入这间艺术室的：我还保有一丝自尊呢。有意思的是，有这样一个小组活动环节：一位心理学家会来和我们一起讨论马斯洛的需要层次理论——这指的是如金字塔般排列的一系列人类需要，从食物与性，到自我实现。出人意料的是，这一环节的思想水平颇高，我也不禁有些投入了。

但除此之外，就没什么可做的了。电视整天开着，但没有声音。

我找到了半部弗兰克·辛纳特拉（Frank Sinatra）的传记，是后半部——至少我知道了故事的结局。他和她永远成不了爱人，但始终都是朋友……

每天三次，一位喜欢发号施令的护士会沿着走廊大喊："呼吸新鲜空气！呼吸新鲜空气！"于是所有人都顺从地走进院子里。院子非常小，又被高墙环绕着，几乎看不到天空。我曾去贝尼多姆①一日游，这座院子令我回想起了那段经历。

这座院子如同一个巨型烟灰缸，散发出烟草的臭味。我是唯一不抽烟的患者。说实话，病房里的空气还要更新鲜一些。

我不希望家人来这里探望我。不过，我的前心理咨询师安东尼还是带着硕大无比的巧克力过来了。

---

① 西班牙人口密度最大的城市之一，其摩天楼的数量之多在欧洲城市中非常罕见，被称为"西班牙的曼哈顿"和"欧洲的小香港"。——译注

11月14日　　　　　　　　　💤 **睡眠时间：0 小时 0 分钟**

护士对待患者很不耐烦。在你请求帮助时，真的能够看到他们的目光是空洞的。他们其实更像是狱卒——我猜他们也不得不表现得如此，因为这里的大多数患者都处于"被隔离"的状态，或是因《精神健康法》而被收容在此。护士都长得十分高大，当我向他们请求帮助时，他们的目光会从我头顶越过，直直地盯着前方。

我是自愿住院的，即便如此，护士也不想放我外出，哪怕是在医院里到处走走。这令我十分恼火。和大多数患者不同，我并没有被隔离。只要我愿意，就理应获得行动的自由。

护士的唯一任务看上去就是控制人群以及分发药品。他们一点同情心都没有。

唯一一位对我态度友善的心理健康护士是个看上去最多 19 岁的大学生。她也做不了什么，但至少会倾听我的声音。

11月15日　　　　　　　　　💤 **睡眠时间：0 小时 0 分钟**

在这次住院期间，我只记得自己见过一次医生。

记忆已经模糊了，但这位年轻的顾问医生决定维持我服用的药物剂量。这令我感到失望，因为根据我那扭曲的逻辑，我之所以选择住院，部分原因就在于希望尝试新的治疗方式。

他倒是建议我去找份工作："要不去乐购超市打打工？"

11 月 16 日　　　　　💤 **睡眠时间：0 小时 0 分钟**

一个男性患者闯入了女病区，还在洗手间里大便。在长达几小时的清理期间，我们全都搬到了男病区。

11 月 17 日　　　　　💤 **睡眠时间：0 小时 0 分钟**

我试着和某些患者聊聊天，然而你也猜得到，他们中的许多人病情都很严重——当然我也是一样。对话一开始还挺有逻辑，然后人们就开始分享他们统治世界的计划了。一个男子掏出一本书，书上满是难以辨认的关于铁路线的长篇大论，据说这就是通往"那个宇宙"的关键之所在。我就这样被困了一个半小时。

有两个人为我解了围。其中一个是前桌上足球冠军——我们在病房的球桌上较量过，我还进了一个球呢！我想肯定是因为她服用了大量药物吧。另一个人是个成天穿着曼联球衣的可爱男孩，我们一起看了场欧冠比赛。

在剩下的大部分时间里，这个小男孩被推进了一间墙上铺着软垫、看上去很吓人的病房里，好几个身材高大的护士将他摁住，在他的屁股上打针。

那场球赛曼联赢了，谢天谢地。

11 月 18 日　　　　　　　　　😴 睡眠时间：0 小时 0 分钟

　　住院大约 5 天后，有一次巡诊。那位年轻的顾问医生和其他一些我不认识的人讨论我的病情，我就在一旁安静地看着。

　　我被认为是在浪费院方的时间，立刻被赶了出去。现在又轮到居家治疗团队为我提供救助了。

11 月 20 日　　　　　　　　　😴 睡眠时间：0 小时 0 分钟

　　我下定了决心，要戒断正在服用的所有药物。

　　当初我之所以开始服用药物，全都是为了能够睡觉。但这成了恶性循环。我依旧睡不着，也依旧对药物成瘾。

　　复健是场灾难。英国国家医疗服务体系完全指望不上，而《苯二氮䓬类药物戒断手册》中的方法需要自律以及计算能力，我二者都不具备。

　　所以，我只能自己想办法了。

　　我还没傻到尝试突然戒断的程度——我知道这有可能要了我的命。而且，既然我已经将安定的剂量从 50 毫克降到了 20 毫克，那么部分任务其实已经完成了。网络信息告诉我，我所服用的抗抑郁药物曲唑酮不会引发戒断症状，最多也只是会有轻微的症状。

　　于是我便决定自行逐步降低药物剂量。我可不打算制定一套降低剂量的方案，这件事做起来会有些随性。

可是你猜怎么着？在经历了种种磨难之后，我的情况还有可能变得更糟吗？

我将像十二步康复计划要求的那样，停止服药，变得清清白白。我将吃甘蓝，多喝水，念"正能量语录"，甚至可能还会练瑜伽。

然后，我那纯净的大脑一定会对自己表示："是的，要想重新入睡，这正是你应该做的。"然后，我就可以重启了。

12月25日　　　　　　　　💤 **睡眠时间：0 小时 0 分钟**

圣诞节就这么迷迷糊糊地过去了。大多数时间，我都待在楼上的卧室里，在网上搜索不同的生理症状。我的家人做了顿饭。匆匆吃完之后，我就立刻冲回楼上卧室这片安宁之所，全神贯注地留心不要过量服药。

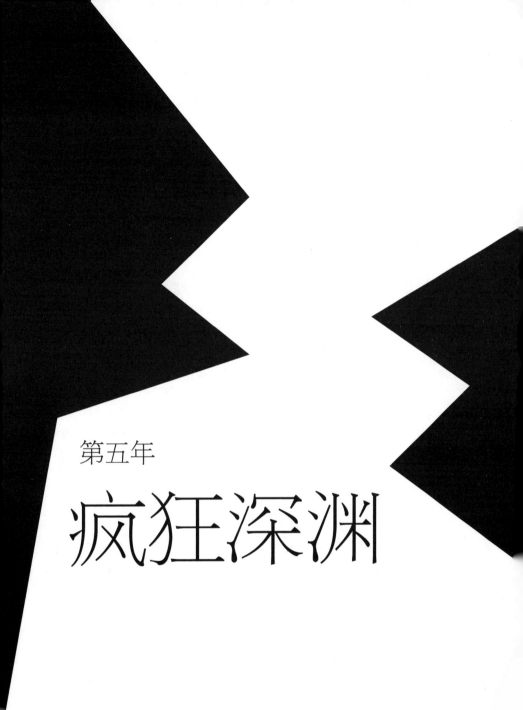

第五年

疯狂深渊

现在，除了小剂量的安定之外，我已经停掉了所有药物。如今回忆变得有些模糊了，我已经记不起此时服用安定的剂量。我的家人将要外出度周末。

我觉得，没有其他人在家恰恰为我提供了"纵身一跃"的绝佳机会。我要停止服用一切药物。赶紧把这件事料理妥当。

我在周五下午最后一次服用安定。到了周六午餐时分，我能感到自己正变得越来越紧张不安。于是我便开始观看单向乐队的纪录片《这就是我们》（*This Is Us*）。我相信哈里、泽恩这些人能够帮助我渡过难关。

症状不断发展。颤抖和出汗我此前就经历过。然后是恶心。不过对于"肠子宛如刀割，蜷缩成一个球，躺在地板上"这一番精神折磨，就连我也感到猝不及防。到了纪录片完结，屏幕上开始滚动演职人员表时，痛苦已经彻底淹没了我。

我四处翻滚，双手狠狠抓住身体两侧，大声呻吟——邻居们一定都能听见我的声音。

此后我的记忆便变得非常模糊了。

不过我记得发生了一件新奇、古怪的事情。我开始打自己的脸，有点像是达斯汀·霍夫曼（Dustin Hoffman）在电影《雨人》（*Rain Man*）里所做的那样。

但我也不知道自己为什么会那样做。

《直言不讳的精神病药物导论》一书的作者乔安娜·蒙克里夫有话要说：

突然戒断苯二氮䓬类药物可能引发各种精神病症状、精神错乱、自杀冲动以及其他在服用药物之前不曾出现的行为紊乱。

戒断反应通常会在停药或降低药量后的数小时或数日内出现，具体时间取决于药物的半衰期长短。就安定这样的长效苯二氮䓬类药物而言，戒断反应有时候可能在几个星期后才会出现。

最新的估算认为，任何人如果服用苯二氮䓬类药物的时间超过6个月，在不再持续服药后，都会产生一定程度的戒断反应。人们从20世纪80年代起便已了解到，戒断症状通常会持续好几个月。

戒断症状的严重程度可能先加剧、后减弱。随着时间的流逝，情况通常都会逐步得到改善。不过，某些人的戒断症状可能会较为严重或是持续较长时间，例如数月乃至数年。有时候，这些长期戒断症状看上去像是常见的心理疾病，例如抑郁症。戒断症状可能极为严重，导致患者身心俱疲，虽然很想摆脱对药物的依赖，却力不从心。

即使患者撑了过来，没有再次服药，在接下来的数月乃至数年里，他们可能都不得不忍受生活质量的大幅下降。

关于如何才能安全、有效地戒断精神病药物，研究严重不足。在许多病例中，我们都不清楚戒断过程究竟应该有多快或多慢。在某些情况下，突然戒断药物可能会危及生命。比如说，和酒精的情况一样，快速戒断高剂量苯二氮䓬类药物也可能导致癫痫发作，或引发严重的戒断反应。

在这种情况下，至关重要的是，戒断过程务必缓慢、谨慎，并且须在医学监督下进行。

1月13日　　　　　　　　😴 睡眠时间：0 小时 0 分钟

我的更多家人也被卷了进来。今天，他们帮我预约了在私人精神科诊所执业的一位顾问医生。

关于这段情节，我唯一记得的就是：在通往诊室的路上，大厅里铺着点缀有旋涡状图案的地毯，然后我被领进了一间卧室。这个房间无疑比英国国家医疗服务体系里的设施要高一档次，不过也并不像人们想象中名流出入其间的场合那样奢华，更像是三星级酒店的水平。

于是我就住进了这家诊所。价格非常昂贵，我的父亲表示由他来付钱。

1月14日　　　　　　　　😴 睡眠时间：0 小时 0 分钟

在我试着整理有关此次住院经历的记忆残片之前，我将摘录出院时精神科医生所写的鉴定的部分内容。

这有助于你们了解，在医学专家的眼中，当时的我是怎样的。

当米兰达在我的护理下入院时，其精神状态如下：她表现出严重的抑郁症，幻想着自己的身体正在被摧毁。她报告称，自己生活在家中的阁楼里，与其他家人隔绝开来，并声称自己有社会、家庭和经济问题。她的精神状态不佳，多年来一直在接受英国国家医疗服务体系的护理。

入院伊始，米兰达就表现出精神病症状。因此她最初的用药是：奥氮平[①]，每日 2.5 毫克，上限每日 20 毫克；福禄安（Fluanxol）[②]，每日 1 毫克。

鉴于其抑郁症症状，还为她加开了文拉法辛（venlafaxine XL）[③]，75 毫克。她的精神状态稳步改善。在住院的最后一天，她能够参加小组活动、社交，并与其他患者一道在餐厅用餐。

入院之初，她回避一切社交互动，并且不断抽打自己的面部。

出院前两天，米兰达要求将奥氮平换成另外一种抗精神病药物，因为她觉得自己的体重增加得太快了。她对自己的外形感到担忧，这表明她对自我的关注度提高了。20 毫克的奥氮平被替换成了 3 毫克的利培酮（risperidone）[④]。出院时她所服用的药物是：利培酮，3 毫克；文拉法辛 75 毫克。

ZZz 小知识

精神病的定义

当人们丧失了与现实的某种联系时，就会被认为患上了精神病。这可能包括看见或听见其他人无法看见或听见的事物，即产生幻觉；或相信事实上并非如此的事情，即产生妄想。

---

① 一种抗精神病药物，其副作用广为人知：会导致体重增加。
② 我刚刚发现，这种药物是用来治疗精神分裂症的。精神分裂症？
③ 一种选择性去甲肾上腺素再摄取抑制剂，是抗抑郁药物（见第 38 页）。
④ 一种不会导致体重增加的老式抗精神病药物。

精神病症状可以被分为两大类：

- **幻觉：** 指的是某人听见、看见——某些病例中还会感到、闻到或尝到在他们的心灵之外并不存在，但又令他们感到非常真切的事物。幻听就是一种常见的幻觉。

- **妄想：** 指的是某人持有某种其他人都没有的强烈想法。常见的一种妄想是，相信存在某种伤害自己的阴谋。

我当然从未产生过幻觉，也没有听到过不存在的声音。至于妄想，好吧，我知道这位精神科医生肯定认为睡不着觉是我的一种妄想。当我向他抱怨我在肢体上受到的侮辱时，他也只是会顺着我宽慰两句。

他的鉴定基本上就是认为：我疯了。对这一诊断，我毫无异议。一个人每天在床上枯坐 24 小时，还打自己的脸，这肯定不正常。

精神科医生萨米·蒂米米对精神病的看法如下：

100 多年来，精神病学中都存在一种基本区分：一方面是神经症，这类患者被认为与现实仍保持着联系；另一方面是精神病，这类患者与现实丧失了联系。这种定义有着麻烦而悠久的历史。人们最为熟知的精神病就是精神分裂症。

精神病有三大特征：思维障碍、妄想、幻觉或知觉异常。根据《精神疾病诊断与统计手册》，当你符合一定标准时，就会被诊断患上了精神病。

根据上述鉴定以及你告知我的情况，并且假设你认为这套体系是行之有效的话，你恐怕的确符合精神病性抑郁症的标准。但这套体系很主观。你之所以会表现出这样的症状，是出于可以理解的原因。在睡眠不足的患者身上，我见到过各种各样不同寻常的症状。

奥氮平和利培酮是"脏药"。它们会抑制大脑中的多种化学物质，尤其是多巴胺。这样一来，患者非但无法入睡，还会变得如同行尸走肉一般，无法产生快乐的感觉。对多巴胺的抑制会导致患者陷入类似于帕金森氏病患者那样的麻木状态。抗精神病药物还会扰乱你的代谢系统，对胰岛素的敏感性以及生长激素构成干扰。你的体重增加了，这一点也不奇怪。

此外，还存在一种名为"静坐不能症"（akathisia）的罕见综合征。这是一种运动障碍，特点是内心产生不安感，感到精神痛苦，无法安静地坐着。

我认为抗精神病药物还是有用武之地的，但在现在服用这类药物的病例中，真正适用的恐怕不足5%。如果一个人处于精神高度亢奋的状态，丧失了与现实的联系，对自己或他人构成威胁，这类药物有助于平复他们的情绪，从而令对话得以展开。

作为一个医生，只有在这种紧要关头，我才会使用低剂量的抗精神病药物，并且会希望尽可能快地让患者停药。

1月15日　　　　　💤 **睡眠时间：0 小时 0 分钟**

　　我曾不止一次告诉这位精神科医生，在服用高剂量的苯二氮䓬类药物近 5 年后，我刚刚相当迅速地戒断了这些药物。但医生并不认为这是个问题，对此置若罔闻，迅速推进着自己的治疗方案。

　　他从一开始就对我的失眠症不屑一顾，转而对我做出了听上去像是"多巴胺不足"的诊断。当人们想要打发对精神病学一窍不通的患者时，就会使用这些术语。

　　无法说服医生相信缺乏睡眠对我造成的伤害以及我对戒断苯二氮䓬类药物后果的担忧，简直要令我抓狂了。在我的诊断或治疗计划中，压根儿没有考虑失眠与药物戒断问题。在篇幅更长的出院鉴定中，这些问题同样没有提及。

　　但我觉得这一点是至关重要的。

2月1日　　　　　💤 **睡眠时间：0 小时 0 分钟**

　　在住进这家医院之前，我就患上了广场恐惧症。自从离开复健诊所之后，我彻底停止外出了，不过至少我还会在家中不同的房间里转转。

　　但在这家医院里，我甚至连自己的卧室都不愿离开。尽管常常受到工作人员的鼓励，但我就是不愿意同其他患者打成一片，或是参加治疗小组的活动——和英国国家医疗服务体系医院里的情况不同，这里有完善的治疗项目。我也不愿意去餐厅吃饭。

我甚至无法下楼去大厅，到那里的诊室去见顾问医生。

有这么一条规则：每 15 分钟，必须有人对我进行"探视"。我猜，这是为了防止我在窗帘导轨或门把手上把自己吊死。但其实导轨是塑料的，根本吃不住劲儿，而那个门把手又圆又滑，根本系不住绳子。

由于这是一家私立医院，我又是一位付了钱的顾客，起初工作人员也愿意把饭菜送到我的房间里。然而，随着我待的时间越来越久，他们就不太乐意这么做了。这也是可以理解的。房间里的窗户只能开一道缝，想必是为了防止患者逃走。我的房间已经开始发臭了。

我所做的全部事情就是，盯着报纸，盯着电视，打自己的脸，以及不停地唠叨自己睡不着觉这件事。我也会吃东西。医院每天提供三餐，午餐和晚餐时还会附赠分量十足的布丁与蛋挞。我对碳水化合物充满着持续的渴望。有一次，为了给自己泡杯茶，我难得地闯进厨房，结果发现了某人吃剩下的糖浆布丁，于是我便把它吃掉了。

没有人知道该拿我怎么办。

我不记得自己上一次化妆或理发是什么时候了，常常连续两三天穿着同一套衣服。我感觉自己的外形已经开始变得吓人了——这是一种妄想症吗？我不太确定。

每隔 15 分钟前来查看一次的工作人员习惯于先进屋，后敲门，而不是反过来。出于安全考虑，你不能锁门。有一次我正在上厕所，一位健康助理闯了进来。我听见洗手间外的过道里传来了窃笑和不友善的耳语。或者说，这也是妄想症的一种表现？

我并未意识到，自己疯疯癫癫的行为可能应当归咎于过快地戒断了苯二氮䓬类药物。当时，也没有其他任何人意识到这件事。

2月19日　　　　　　　　　　😴 **睡眠时间：0 小时 0 分钟**

哈姆雷特曾说过："倘若不是因为我总做噩梦，那么即使被关在果壳之中，我仍是无限宇宙之王。"我听见他的声音了。我同样被关起来了，被禁锢住了，被限制了。

然而哈姆雷特还说过："死了，睡着了；睡着了也许还会做梦。"哼，走运的家伙。丹麦王子过得不容易，但就连他在晚上也能睡上一会儿。

3月3日　　　　　　　　　　😴 **睡眠时间：0 小时 0 分钟**

顾问医生的出院鉴定最后写道：

关于是否应当延长护理，我们展开过大量讨论……米兰达出院回家时，精神状态与之前相比已有所改善。令人担忧之处在于，米兰达对自己的妄想缺乏认知，而且她可能会停止服药。

因此，我们在放米兰达出院时，为她聘请了一位可以登门拜访的私人心理健康教练。

这位私人心理健康教练 C 来到了我家。C 非常好心，带有一种不说废话的气质。但在接下来登门拜访我的两周多时间里，她实际上只做了一件事，那就是用一种女性杂志常常刊登的"清理生活"的风格，将我的衣橱翻了个底朝天，把我价值 2000 英镑的婚纱扔掉了。"我们不再需要这玩意儿了。"她说道，我则在一旁惊骇地注视着。我或许曾计划将这件漂亮的婚纱传给女儿，但现在一切都化作了泡影。

不过，我总算是奋力扑过去，把一件价值 400 英镑的名牌皮夹克抢救下来，不然它也要被送进回收站了。在原始本能的作用下，我模模糊糊地认为，未来我可能会重新穿上这样的衣服。

这是否意味着，我的康复出现了一丝曙光呢？

C 甚至还带我去了本地的购物中心。哪怕在一切正常的从前，我都觉得这种地方如同地狱一般，所以你就不难想象我如今的感受会是怎样了。尤其是，我还从某面"秀出你背影"的镜子里看到了我那肥大的臀部。

归根结底，问题不只是几件新衣服那么简单。我担心 C 对我的救助并没有作用。此外，聘请她的价格也不低。于是两周之后，我们便分手了。

我知道自己并不是一个容易帮助的对象。所有曾经试图帮助我的人，都是这样告诉我的。

　　如果说在我出院时，曾出现过一线康复的曙光，它也很快便消散了。我在复健诊所里被人嘲笑，又从一家英国国家医疗服务体系的精神科医院里被赶了出来。我让父亲破费了好几万英镑，住进一家私人诊所，那里的医生却将治疗长期精神病患者的药物扔给了我。就连大好人安东尼，也说我"精神失常"。他是用一种温情脉脉的语调说出这个字眼的，但当时的我毫无幽默感，只能理解字面意思。

　　总体而言，以前我还是很讨人喜欢的。当然，我不是说所有人都喜欢我，而且作为主编的我也会表现出强硬和直言不讳。不过一般来说，新结识的人都会冲我微笑，和我交谈，或者至少假装能容忍我。如今我却感到，从医生到诊所前台，再到几乎不再来看望我的朋友们，所有人都在嫌弃我。虽然在很大程度上，朋友们之所以不再过来是因为我不希望他们来看望我，这件事对每个人来说都很可怕了。

　　事实上，在这些日子里，我唯一还会见到的人就是直系亲属以及心理健康专业人士。

　　"健康的米兰达"基本上是不喜欢顾影自怜的，但我已经不再是她了。

　　这让我不禁思索：怎样才算得上是"米兰达"呢？是什么东西让一个人成为他自己的呢？他们的身份是如何构建出来的？是通过他们的工作，还是通过他们在家庭中的位置；是通过他们的朋友，还是通过在镜子中认出自己的映像，默默地对此予以认同？又或是通过上述因素的综合作用?

　　我记得有一次，我曾短暂地对自己的身份认同提出质疑。和许多女性一样，休产假之初我也觉得，成天和不停哭闹、呕吐的婴儿一起被困在家里，远离事业带来的乐趣与独立性，是一项挑战。由于我的两个孩子在 20 个月之内相继出生，我经历了一段相当长的产假。我从未被诊断患有产后抑郁症，也并不认为自己得过这种疾病。但我的确记得，生完孩子不久后，自己常常感到枯燥、乏味，最重要的是，经常觉得筋疲力尽。在产后的头 6 个月里，这两个受到母乳喂养的"小恶魔"总是睡不足一个小时就会醒来，哭着又要吃奶，如此周而复始。

　　是的，睡眠不足耗尽了我的精力。我不止一次想要将两个婴儿扔出窗外，就像扔橄榄球那样。但这种折磨和"失眠崩溃"还有所不同：每当婴儿入睡时，我也可以睡上一会儿。

　　当时，睡眠在等待着我，它需要的只不过是一个机会。而如今，我有的是机会——一天 24 小时的机会！但我完全失去了睡眠。

　　当孩子们长到 6 周大时，他们会笑了，我那消沉、绝望的心情也开始振奋起来。恢复工作与社交之后，我立刻找回了自己的身份。原本没什么反应的新生儿也一天天长大，变成了迷人的小生灵。

　　相较之下，我如今所处的这种状态，却似乎是永恒的。没有等待我复出的工作了，关系较为疏远的朋友都已离我而去。如果你看到一张我 5 年前的照片，不可能相信这竟是同一个人。没有光亮在隧道的尽头等着我。

　　我已衰竭、破碎、绝望，连考虑自杀的力气都没有了。

有些时候我会去一位新的精神科医生那里接受医学评估。医生也可能不止一位，我记不清楚了。我只模模糊糊地记得，抗精神病药物被替换成了其他药物，随后我便彻底停药了。某位医生让我服用佐匹克隆，但这种安眠药似乎并无效果。后来医生又给我添加了一种名为米氮平的镇静类抗抑郁药物。我的"精神病学狩猎"仍在继续。

真是太糟糕了，我成了精神病学实验室里的一只小白鼠。可是你知道吗？我一点也不在乎。我已经不再试图掌控这种情况了。

药片，水，吞咽。再来一遍。

我白天都做些什么

盯着电视，烤一大堆面包片，吃掉许多包薯片。如果楼下有一瓶红酒，我就会把它喝掉。这倒是一件新鲜事。

我的体重正以非常奇怪的方式增加。我的双手和双腿依然很瘦，腹部却日益突出，这导致我看上去有点像蜘蛛。

出于某些原因，我对足球着了迷，还在笔记本电脑上反复观看《今日比赛》（*Match of the Day*）节目。足球有点像肥皂剧，我投身其中，锁定体育台紧跟最新八卦。本年度最重大的事件是：若泽·穆里尼奥（José Mourinho）再度被切尔西炒了鱿鱼。

我还在表亲慷慨赠送给我的 Kindle 上阅读了兹拉坦·伊布拉希莫维奇（Zlatan Ibrahimović）那不羁的传记，他真是野性十足啊！然后，我又以惯常那种保持平衡的方式，开始重新阅读这本书，翻来覆去地看我最喜欢的段落。这本书是挺好，但也不至于那么好。

我的视力开始下降——所以我才选择 Kindle，它读起来更加舒服。情况已经糟糕到了有一只眼睛几乎什么也看不见的程度。这和我打自己脸的举动有关系吗？在"我睡不着"之外，我反复唠叨的内容又多了一句："我看不见了。"

有那么一两次，我感到一阵绝望，由此导致的惊恐发作令我喘不上气来。我叫了救护车，期待着急诊室一日游。我先是被送进了医院，但主要指标均正常。于是坐在轮椅上的我立刻从后门被推了出去。然后我又拨打了 999。辅助医护人员来到我家前厅，确定我的含氧量正常之后就离开了，并未把我带到任何地方。

我晚上都做些什么

读兹拉坦的传记，收听体育台，吃烤面包片，祈祷清晨不要来临。我开始在头脑中构思一部长篇史诗小说，情节生动曲折。小说中角色的子女将渐渐长大，然后生下自己的子女。这真的相当引人入胜。我虽然一个字都没有写下来，但这个想象出来的世界还是成了我的避难所。

在今年剩下的时间里，这种状态将一直延续下去，直到来年。

至于我不做的事：睡觉。

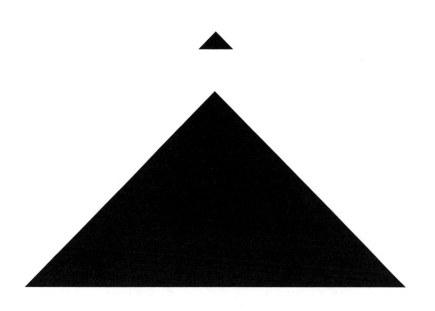

第六年

不见前路

7月15日　　　　　　　　　💤 **睡眠时间：0 小时 0 分钟**

先暂时将我的神志正常与否这个微不足道的问题放在一边儿。我的视力已经变得很糟糕，有一只眼睛几乎完全看不见了。

当牙医的父亲刚刚退休，因此有更多时间可以帮助我了。他为我预约了他家附近的一位私人眼外科医生。

这位医生只看了我一眼，就表示情况紧急。我的视网膜脱落了，需要立即手术将其复位，过些日子还需要去除白内障。这一年我 48 岁。

8月6日　　　💤 **睡眠时间：2 小时 30 分钟（全身麻醉算睡眠吗）**

我准备接受全身麻醉。我当然担心自己的视力，但更担心麻醉不起效。我确信，失眠症也可以抵抗强效镇静剂。我经历的痛苦已经够多了。当眼外科医生用手术刀划开我的眼睛时，我真的不需要处于清醒状态。真是谢谢了。

不过我是白担心了一场。甚至不用像电影里演的那样倒计时一番，我直接晕了过去。当我戴着眼罩，华丽丽地苏醒过来后，立刻吐了助理护士一身。"我拿的工资可不包括这个。"她嘟囔道。

我希望，几个小时的"灵魂出窍"能让我产生一些睡着了的感觉，或许还能起到一些令我焕然一新的作用。

但事实并非如此。与平时相比，我甚至觉得更糟了。不过，当我抬起眼罩，想要偷偷窥视一下这个世界时，发现自己又能看见了。

8月7日　　　　　　　　😴 睡眠时间：0 小时 0 分钟

大家决定让我在父亲家度过恢复期，尤其是因为，过段时间我还要接受另一个创口较微小的手术。我出来时只带了一个短途旅行袋，不过反正我也只会穿着睡衣四处转悠，还需要什么呢？

8月8—21日　　　　　　😴 睡眠时间：0 小时 0 分钟

里约奥运会。从清晨的皮划艇到跳水和花样骑术比赛，我一秒钟都没有落下。我甚至连颁奖仪式都看。

8月29日　　　　　　　　😴 睡眠时间：0 小时 0 分钟

今天可以说是这段日子以来的最低点。

我仅有的一双鞋就是出来时脚上穿着的那双破旧的雪地靴。于是父亲带我去了运动商店，为我挑了一双带有粉色装饰的白色运动鞋，上面还有魔术贴！

4 周过去了，我依然住在父亲家 ①。好消息是，我的视力得到了拯救，尽管后续的白内障手术将导致我变成永久的远视眼，必须终生佩戴眼镜。

眼科手术以及不得不佩戴眼镜，都不是什么有趣的事，不过能够重新看见东西还是相当棒的。目前我还未充分地感受到这一点，不过想必在将来我一定会明白的。

虽然不曾明说，但情况显然是，我将继续住在父亲家。对所有人来说，这都是最好的决定：对于我自己、我前夫，尤其是我的孩子。我作为一个母亲已经失踪太久了。

我们达成了一致。由父亲来掌管我的药物，这样我就不会受到诱惑过量服药了。每晚 6 点，他会将药物倒在一个蓝色的蛋杯里，这让我更加觉得自己像个孩子了。当然，人到中年还要和父亲生活在一起，这件事本身已经足以证明这个问题了。

护理协调员开车过来，正式将我从她的观察名单中划去。她祝我一切顺利，甚至还给了我一个拥抱。不过我确定，我听见她离开后在石子路上欢快地蹦了起来。

现在我不再有精神科医生了。暂时而言，这件事或许并不是太糟。

---

① 我要感谢父亲。我不喜欢滥用"名副其实"这个词，但用在这里的确合适。通过向我敞开家门，父亲"名副其实"地拯救了我的生命。

9月28日   💤 **睡眠时间：0 小时 0 分钟**

我待在父亲家已经接近两个月了。我曾希望，身处新鲜的环境里，能让我感觉好些，甚至睡上一会儿。

但事实并非如此。

我不再打自己的脸了——我的眼外科医生警告我，要是继续这么做，我真的会瞎掉。不过其他情况还是没太大变化。我依旧呆坐在床上，只不过换了一张床而已。父亲的橱柜里摆满了苏格兰黄油甜酥饼干，于是我便频繁光顾这里。

我的朋友们都住在一个小时的车程之外。我将手机丢在了自己家里，这是一台预付费的模拟机，它就这样被扔掉了。于是，即便我想要联系谁，也没有他们的联系方式。

不过对我来说，这已经不再重要了。

10月5日

💤 **睡眠时间：47 分钟，零零散散、不知不觉——睡眠记录仪是这么说的，不过抱歉，我并不买账**

父亲给我买了台睡眠记录仪。我连续三晚试用这个笨重的黑色大塑料盒。它不仅无法帮助我入睡，而且不舒服得要命。

当我第二天早上检查数据时，睡眠记录仪会告诉我在某某时段睡了几分钟。但我很清楚，这些时候我要么在楼下，要么在泡澡。

第三晚，我关掉了睡眠记录仪，将它狠狠地朝墙上摔去。

小知识

关于睡眠记录仪

在我"失眠崩溃"之后的某个时候，全世界都对睡眠记录仪着了魔。

然而，许多专家对这种设备心存怀疑。他们提出，睡眠记录仪甚至反而会有害睡眠，而且执迷于睡眠时长与质量，对我们来说并不是一件好事。

人们甚至给这种综合征起了个看上去很炫酷、听上去挺有科学性的名字：完美睡眠症（orthosomnia）。

这一术语最早出现在 2017 年《临床睡眠医学杂志》（*Journal of Clinical Sleep Medicine*）的一篇报告中。当时，一位美国神经病学家及其同事注意到，出现了一种"追求完美睡眠的完美主义倾向"。完美睡眠症一词与完美食欲症（orthorexia）相呼应，在过去 20 年里，完美食欲症这一流行语被用来指代对健康进食的执迷。

而之所以会产生对完美睡眠的执迷，主要原因就在于各种睡眠记录仪的兴起。医生们注意到，无法达到睡眠记录仪为"良好"睡眠设定的标准，并因此感到失望，会导致人们备感压力，有时甚至会令睡眠质量进一步恶化。执迷于"睡眠负债百分比""心率降幅""睡眠中断曲线"等新鲜概念，并因此感到烦恼，热衷于与他人进行比较，也会导致同样的恶果。

神经病学顾问医生盖伊·莱施齐纳（Guy Leschziner）教授是伦敦盖伊医院睡眠障碍中心的主管，也是《夜行大脑》（*The Nocturnal Brain: Nightmares, Neuroscience and the Secret World of Sleep*）一书的作者。

"几年前，我们开始注意到，患者会带着睡眠记录仪前来就诊。他们通过这种设备来了解自己前一晚睡了多长时间。"他说道，"我们对此并不完全感到意外，因为各种设备层出不穷，记录人们行走的步数，或是计算他们当日消耗了多少热量。"

莱施齐纳同意美国研究者的看法，也认为对完美睡眠的追求会适得其反。

首先，睡眠记录仪并不准确。它的确可以根据你的运动情况，监测你在床上待了多长时间，某些更为复杂的睡眠记录仪还可以告诉你睡了多长时间。但它们无法告诉你睡眠质量如何，在某个时刻你处于哪一睡眠阶段，或是你在夜间醒来了多少次。

任何会促使人们关注睡眠的东西，都会导致睡眠质量下降。人们可能看着电视或读着书就睡着了，正是因为他们的注意力不在睡眠上。但如果你觉得自己的睡眠质量很差，而且睡眠记录仪也确认了这一点，那么这不仅无助于改善睡眠，还会令你越发焦虑。

最早提出完美睡眠症这一概念的研究者们赞同莱施齐纳的看法。他们发现，患者为改善睡眠数据，会在床上待更长时间，但这反而可能导致他们的失眠症更加严重。

到目前为止，我们谈论的还是睡眠质量尚可的人。对于我这样已经深受慢性失眠症困扰的人来说，情况又如何呢？给这种人强加一个塑料"监控"，显然是非常糟糕的做法，如果不准确的数据还证实或歪曲了人们认为自己正每况愈下的疑虑，又会怎么样呢？

所以，你应该把睡眠记录仪扔进垃圾桶吗？"如果这类设备能够帮助患者积极调整生活方式，改变饮食，加强锻炼，那么它就并不是个坏东西。"莱施齐纳认为，"不过，睡眠记录仪是无助于治疗失眠症的。事实上，它们反而可能造成严重的伤害。"

12 月 5 日　　　　　　　　　💤 睡眠时间：0 小时 0 分钟

我发现了父亲的 iPad 和流媒体服务。

我沉迷的对象换成了电影，按照分类依次对各种电影狼吞虎咽："二战"电影，所有迈克尔·法斯宾德（Michael Fassbender）和瑞安·高斯林（Ryan Gosling）曾露过脸的电影，漫威超级英雄电影，关于披头士的纪录片，等等。其中许多电影都需要付费，于是我便暂且退出，将其添加到由我父亲付费的账号里。

父亲总是朝我唉声叹气，希望我能减少开销。不过或许他也在暗地里高兴，因为我开始有些关注外界了。这或许是个好现象。

此外，我除了吃还是吃，再加上服用药物。这就是我的全部活动。

自从出院回家后，我就不看精神科医生了，只是不断地照方抓药。在圣诞节前我们做出了决定：或许我还是应该接受一位专业人士的护理。

等待了大约 6 周之后，我发现自己又身处熟悉的场景之中，尽管换了一间诊室，换了一位新的顾问医生。

第七年

苟延残喘

我拜访了 D 医生，照旧对自己的痛苦唠叨了一番。他则给我的全科医生写了封信。

这封信中有三点让我很满意：

- 信中提到了我对苯二氮䓬类药物的依赖，还明确指出无论在失眠前，还是失眠后，我从未有过酒精或药物成瘾问题；

- 这封信考虑到了我"发病前"的人格状况：我的受教育程度"远在平均水平之上"，事业有成，还建立了一系列成功的人际关系。我是一个人，而不只是各种标签、诊断和药物的集合；

- 医生的结论是，我并未患有，也从未患有人格障碍，只是受困于反复发作的抑郁症。

还有两点则让我并不满意：

- 这样一段话："米兰达告诉我，她已有多年不曾入睡了，这显然是难以置信的。然而不幸的是，米兰达的感受就是如此。考虑到这一点，我打算对她的药物进行一番细致的评估。"

- 药物评估得出的建议是，我服用米氮平的剂量显然太高了，应当降低，并重新服用曲唑酮。我还应当重新开始服用普瑞巴林。普瑞巴林是一种抗癫痫药物，但在适应证之外，医生也会用它治疗焦虑症。

医生告诉我，这种药物没有副作用，也不会引发戒断症状。我还将继续服用迄今为止并无效果的安眠药佐匹克隆。这样也行吧，因为戒断它的尝试实在是有些难受。

D 医生还推荐我试试锂，它是一种"情绪稳定剂"，从前曾被用于治疗双相障碍，也就是躁郁症。他认为锂或许能帮助抗抑郁药物更好地发挥作用。

但他却回避了以下这一点：锂可能导致身体颤抖，并引发肾功能问题。他试图对此轻描淡写，却无法回答我的一再追问：为什么服用锂的患者需要定期验血？

我并不希望这样做，便礼貌地婉拒了。

萨米·蒂米米医生日后表示："幸好你没有服用，锂可是有毒的。"

2月3日　　　　　　😴 睡眠时间：0 小时 0 分钟

这依旧是属于网飞、药片以及装满饼干的橱柜的时节。

情况并没有发生太大改变，我还是睡不着觉。尽管不再做出打自己脸这样的疯狂举动了，但我能够展开的对话依旧局限于唠叨"我睡不着"。我说起话来高度重复、结结巴巴，依旧患有广场恐惧症和社交恐惧症，总体而言百无一用。

但另一方面，我会更经常地去楼下"冒险"了，偶尔还会在早上 6 点出门，在花园里晒晒朝阳。

那么我白天都在干些什么呢？

第七年　苟延残喘

167

看影视剧合集！

对，就是亚马逊和网飞。一经注册，一座阿拉丁的宝洞就出现在了我的面前。无数激动人心的好剧，看完一季，又有一季，永不终结。它们包括：

- 《广告狂人》（*Mad Men*）——20 世纪 60 年代的广告业！女秘书！鸡尾酒！
- 《绝命毒师》（*Breaking Bad*）——我用两周时间就狼吞虎咽掉了以沃尔特·怀特（*Walter White*）为主角的这部史诗巨作，真是太棒了！
- 《美国谍梦》（*The Americans*）——被低估之作，非常精彩。
- 《高墙边的混乱》（*Fauda*）、《斯鲁吉姆》（*Srugim*）和《谢迪瑟之家》（*Shtisel*）——我爱这些以色列电视剧，尤其是《谢迪瑟之家》中那些吃饭与抽烟的场景。
- 《小镇疑云》（*Broadchurch*）和《夜班经理》（*The Night Manager*）——正是它们促使我去刷汤姆·希德勒斯顿（*Tom Hiddleston*）出演过的所有剧集，尤其是他的臀部曾经出镜的那些。

这么多好剧，让我很是忙碌了一阵子。

由于对改组方案感到不满，D 医生离开了英国国家医疗服务体系，成了一名私人医生——我怀疑此事可能与他的银行存款状况也有些关系。现在，与我面对面的变成了 F 医生。

F 医生性格开朗，乐于倾听，很有说服力。他也试图让我服用锂。

医疗记录显示，当时我似乎同意了 F 医生的建议。不过刚一离开诊室，我就改变了主意。

第八年

一线曙光

新的卫生当局派来了一位心理健康工作者 G。按照规定，她每周都要来看望我。G 很可爱，思想也很开放，不过最初我们的关系却并不理想。

在听完我的故事之后，她说的第一句话就是："好吧，或许你应该接受自己永远也不可能再睡着了，然后继续生活。"

我坚称自己已经 8 年没有睡过觉了，但是没有人相信我的说法。G 对此的反应是："那你自己信吗？"

这样的开场白可没法让我从一开始就喜欢上她。

又轮到 F 医生了。他写下了这样的记录："米兰达的病情没有出现暂缓期，她持续不断地感受到广泛性的焦虑。"

他还表示："没有证据表明出现了精神病症状。"然而接下来 F 医生便给我开了 7.5 毫克的抗精神病药物奥氮平。老兄，真有你的！

英国国家医疗服务体系新推出了一个名为"提高心理治疗可及性"的项目，为的是拓宽开药以外的治疗路径。通过这一项目，我被列入了接受谈话治疗的等候名单。这可真是太好了！

6月7日 😴 **睡眠时间：0 小时 0 分钟**

我为什么重新开始服用奥氮平了呢?

好吧，显然我的情况仍然不正常。而当我对服用锂的建议再次说"不"之后，F 医生看上去有些恼火了。他表示，这样一来，就没剩下多少选择了，我们即将走到精神病学道路的尽头。

我可不希望被自己的顾问医生炒鱿鱼，但我也不想变成肾功能一团糟的行尸走肉啊。于是我便退而求其次，选择了会令自己发胖的药物，这也是为了顾全大局嘛。

6月29日 😴 **睡眠时间：0 小时 0 分钟**

我一边好奇奥氮平为什么会令人发胖，一边拆开了一盒佳发蛋糕。我取出两块蛋糕，迈着沉重的脚步，回到了楼上。

很快，我又想要更多蛋糕了。"哦，我才不在乎呢。"我自言自语地说，"干脆全都吃掉吧。"

我总是渴望摄入碳水化合物，仿佛永远也吃不饱。谷物棒、烤薯块、大米布丁。我安慰自己，凌晨 3 点的烤面包片"不能算数"。我从不称自己的体重。

　　我的状况依旧一团糟，但在心理健康工作者 G 的敦促下，我开始做一些事情了。

　　我其实并不想做这些事情，只想坐在床上，再看一集《外乡人》（*Outlander*）。可是 G 和我父亲串通一气欺负我，偏说做这些事情是"为了我好"。所以我只好心不甘情不愿地服从了。

　　G 和我会绕着街区，边散步、边聊天，但实际情况更接近于边磕磕绊绊、边气喘吁吁。我的体力太差了，哪怕只走上一圈，也要停下来喘上好几次。

　　然而……我毕竟开始说话了。这还是多年以来的第一次。

　　我以苦乐参半的怀念之情回顾在媒体行业工作的点点滴滴：既有晚上 7 点完稿、次日清晨 5 点看到它见报的喜悦，也有作为杂志主编为挑选封面图片而给婴儿们试镜的乐趣。

　　回顾过往时，苦涩终究要多于甜蜜，因为我很明白，自己生命中的这个部分显然已经完结了。

　　我还记得，复健诊所里的咨询师们认为，有关狂饮和嗑药的"快乐回忆"不是件好事。然而，这就是我个人版本的"快乐回忆"。

　　"别对那些事念念不忘。"G 说，"你需要找到新的生活，交些新朋友。去找一份兼职的办公室工作怎么样？"

　　可是，我喜欢自己从前的事业，喜欢那些旧日的朋友。我热爱曾经的生活。

　　G 还有个习惯：拉我去本地小镇上的一家咖啡厅。但我很厌恶这种探险活动。我坚持坐在角落里，这样就没人会注意到我了。对于自己的外形，我心知肚明。

　　G 问我想喝些什么。我满脸困惑，然后说："好吧，从前的米兰达喜欢喝伯爵茶。"

　　G 乐开了花："不，是米兰达喜欢喝伯爵茶。好极了！我们需要重新找回你身上的这一部分。"

　　这话听上去微不足道，但实际上，她可能是对的。想着重新成为一名媒体人，这一计划或许太过宏大了。然而，在做了母亲之后，我曾重拾自己的身份，或许我需要以同样的方式，再次从蹒跚学步做起——在热饮的帮助下。

　　G 点了伯爵茶，我则匆匆找寻着阴暗角落里的座位。尽管我的状况总体来说仍然很糟糕，但这杯茶倒是让我颇为受用。我们或许找到了一些门道。

　　还有什么是从前的米兰达喜欢，并且可以移植到现在的米兰达身上的呢？

　　上周我收到了一封信，告知我在谈话治疗等候名单上的排位前进

第八年　一线曙光

了。从本周开始，我可以参加为期 6 周的治疗课程。

你也知道，我其实并不是个合群的人，复健诊所那段经历更是让我憎恨集体活动，再加上我对自己的糟糕外形忧心忡忡，便更加不愿意去接受治疗了。可是 G 以及 F 医生都在竭尽所能地帮助我，因此我至少必须展现出意愿来。再说，或许答案就在那儿，谁知道呢？

这项治疗课程名为焦虑症认知行为疗法。多年之后，我依旧认为，对于"发病"之前的我来说，焦虑从来都不是个问题，但此时它显然已经成了问题。

我知道自己很胖，也能看到自己的头发和皮肤糟透了。但如果是一个心理健康的人，这些因素是不足以让人闭门不出的。在我与朋友们交谈的极少数时候，他们也会劝我"别这么虚荣"。

不管怎样，集体活动就在今天。我翻出一个笔记本和一支笔，又撬开自己的脑子，便去上治疗焦虑症的第一堂课了。

听课的人里，真可谓各种病情一应俱全。有些人显然感到非常不适，还有些人则是放弃下午的工作赶过来的，我看不出他们有任何问题。

辅导员分发了一张张讲义，解释导致焦虑的原因，并对认知行为疗法的原理予以简单说明。教室里有一块白板和很多彩色记号笔。辅导员在白板上写下"恐惧"这个词，然后要求我们列举其同义词。

我们花了一个小时来讨论"恐惧"的含义。

然后，就到下课时间了。

9月7日 😴 **睡眠时间：0 小时 0 分钟**

　　焦虑症认知行为疗法课程的第二堂课。我们围坐在一起，交流近来的情况。

　　一个中年男子提到自己正在制造一艘小船，于是开始讲自己的木匠活儿，还聊了聊车床的运转情况。他滔滔不绝地说了 20 分钟。这些谈话内容显然并非完全与治疗课程相关。事实上，他的语气有时会变得相当咄咄逼人，令人感到心慌意乱。

　　我则从窗户望出去，幻想着唐纳德·德雷珀（Donald Draper）①。

　　这门治疗课程不仅让我觉得是在浪费时间，还实实在在地惹得我很不舒服。我决定到此为止。

9月10日 😴 **睡眠时间：0 小时 0 分钟**

　　可是，我依旧睡不着觉。

　　大脑中疲惫不堪的神经元向我传递了这一想法：如今我患上失眠症已接近 10 年了，一定存在某种比药物以及国民医疗服务体系提供的入门级谈话治疗更有效的疗法。

　　与我首次求医时相比，治疗手段或许已经有所改进了。

　　上周，我请求父亲帮我找找其他治疗方式。他曾听人说起某位乐于

第八年 一线曙光

_____

① 《广告狂人》中英俊、魅力四射的男主角。——译注

助人的私人全科医生。今晚，这位医生回复了我们。

这位全科医生告诉我，在距离我家 90 分钟车程以内的地方，有一家属于英国国家医疗服务体系的睡眠诊所。我简直要欣喜若狂了。为什么我之前没在网上搜到过这条信息啊？这位医生承诺，会替我向这家诊所写一封推荐信。这家诊所的网站让人印象深刻，上面写道："我们为全英国范围内患有多种睡眠障碍的人士提供诊断检测与治疗。"真是个好兆头！

10 月 17 日　　　　　　　　　　😴 睡眠时间：0 小时 0 分钟

见到那位私人全科医生的 5 周后，我造访了这家睡眠诊所。候诊室里堆满了跟随在患者身后、配有滚轮的大型机器。我很快发现这些机器是"持续气道正压通气系统"（CPAP），睡眠呼吸暂停患者要在夜间戴上与之相连的面罩，它可以向面罩里注入氧气。

我接受了身体检查：量血压，测量身体质量指数。然后我见到了一位讨人喜欢的波兰医生。他是唯一一个相信我在过去 8 年间都不曾入睡的医学专业人士。我真想拥抱他！

医生同意让我住上一晚，接受通宵检测。这些检测将告诉我当晚的睡眠时间有多长——如果我睡着了的话。我们将根据结果决定接下来该做些什么。我感到很乐观。

![ZZZ小知识]

解剖睡眠

睡眠涉及的大脑区域

- 下丘脑（hypothalamus）是位于大脑深处一个花生米大小的结构，此处的神经细胞发挥着相当于控制中心的作用，会对睡眠及唤醒产生影响。视交叉上核（suprachiasmatic nucleus）位于下丘脑内部。这簇细胞数量达上千个，直接通过眼睛接收有关光照的信息，掌控昼夜节律。即使是盲人也会保留一定的光感，因此能够调节其睡眠－清醒周期。

- 脑干（brain stem）通过与下丘脑交流信息，控制睡眠与唤醒的交替变化。下丘脑和脑干中促进睡眠的细胞会生成一种名为 γ－氨基丁酸的化学物质，它将降低下丘脑和脑干的唤醒度。脑干在快速眼动睡眠（REM sleep，见下文）阶段还发挥着传递信号令肌肉放松下来的特殊作用，这对控制身体姿态及肢体运动至关重要。只有这样，你才不至于在做噩梦时四处乱窜。

- 丘脑（thalamus）起着向大脑皮层传递信息的作用。大脑皮层覆盖着大脑，会对来自短时与长时记忆的信息加以解读和处理。在睡眠的大多数阶段里，丘脑都处于平静状态，所以你才能同外部世界隔绝开来。不过在快速眼动睡眠阶段，丘脑处于活跃状态，会向大脑皮层传递图像、声音和其他感官信号，由此构成梦境的素材。

- 松果体（pineal gland）会接收来自视交叉上核的信号，促进褪黑素（见第 23 页）的生成。天色变暗，褪黑素便会将你送入梦乡。随着时间的流逝，褪黑素生成量会交替达到峰值与谷值。科学家相信，要让身体的昼夜节律与外部世界的光暗循环相一致，这一点发挥着至关重要的作用。

- 基底前脑（basal forebrain）靠近大脑的前部与底部，同样有助于促进睡眠与唤醒。中脑（midbrain）的部分区域则属于唤醒系统。腺苷（adenosine）这种化学物质的释放有助于保持睡眠驱力，咖啡因则会抑制腺苷的作用。

- 杏仁核（amygdala）这一杏仁形状的结构，参与了对情绪的加工。在快速眼动睡眠阶段，杏仁核会变得更加活跃。

睡眠的各个阶段

睡眠可以分为两大基本类型：快速眼动睡眠与非快速眼动睡眠，后者又分为三个阶段。在一个寻常的夜晚，人们会多次经历非快速眼动睡眠的各个阶段以及快速眼动睡眠阶段。越接近早晨，快速眼动睡眠阶段就会持续得越久，程度也越深。

- **非快速眼动睡眠的第一阶段**，是从清醒状态切换至睡眠状态。这是一种相对轻度的睡眠，为时很短，只持续几分钟。在此期间，你的心跳、呼吸和眼部运动都会减慢，肌肉放松下来，偶尔还会抽搐。与白天醒着时相比，你的脑电波活动也开始减缓。

- **非快速眼动睡眠的第二阶段**，是一段轻度睡眠期。你的心跳与呼吸进一步减慢，肌肉更加放松，体温开始下降，眼部运动停止。脑电波活动进一步减缓，但会出现短暂的爆发。与其他阶段相比，第二阶段在睡眠周期中占据的比重更大。

- **非快速眼动睡眠的第三阶段**，是一段深度睡眠期。正是凭借这一阶段的睡眠，你才能在第二天早上感到焕然一新。这一阶段发生于前半夜，为时较长。你的心跳与呼吸减慢至最低水平，肌肉彻底放松下来，此时想要把你叫醒或许会有些困难。你的脑电波活动也变得更慢了。

　　快速眼动睡眠最先发生于入睡约 90 分钟之后。在紧闭的眼睑之后，你的双眼快速地从一侧转向另外一侧，呼吸加快，开始变得不规律，心率和血压也会上升至接近清醒时的水平。梦境大多都发生在快速眼动睡眠阶段（见第 253 页），不过有些梦境也可能发生在非快速眼动睡眠阶段。你的手部和腿部肌肉会暂时麻痹，以免你将梦境付诸实践。随着年龄的增长，快速眼动睡眠的时长将会缩短。

　　两种类型的睡眠都是必不可少的，只有这样，你才能消化白天的经历，将其存入"记忆银行"。

睡眠呼吸暂停与发作性睡病

　　本书主要讨论的是失眠症。不过在这里也谈谈另外两种与睡眠有关的严重疾病。我造访的这家诊所会为其患者提供治疗。

阻塞性睡眠呼吸暂停（obstructive sleep apnoea）相对比较常见。患者在正常呼吸时，咽喉壁会放松并变窄，这可能导致打鼾，以及睡眠被频繁打断，进而严重影响生活质量，加大患上包括心脏病在内的某些疾病的风险。

发作性睡病是一种慢性睡眠障碍，其特征是在白天感到难以抵御的倦意，睡眠突然发作。无论身处怎样的环境之下，发作性睡病患者往往都很难保持长时间的清醒。发作性睡病可能对日常生活造成严重干扰。

11月5—6日

💤 **睡眠时间：0 小时 0 分钟（我认为）/ 335 分钟（睡眠检测认为）**

什么？！

我在下午 6 点左右前去接受评估。护士将我领进了一个小房间，里面有一张床、一个水池，墙上还有一块电子设备面板，看上去很有趣。正对着床的地方安放着一个闭路电视摄像头，一开始这可把我给吓坏了。不过摄像头在晚上 10 点才会开启，此时我已经安全地换好了睡衣。我还是平静下来，接受了这种做法，毕竟我来到这里就是要接受观察的。

护士先是用拭子检测耐甲氧西林金黄色葡萄球菌（MRSA），然后将我领进了一间满是病友的候诊室。大家全都身着睡衣。事实上，候诊室里的气氛相当欢快，宛如嘉年华一般，我同嗜睡、梦游、睡眠呼吸暂停的患者一一打了招呼。我似乎是唯一一个因为失眠症来接受治疗的患者。

　　一位健谈的技术人员在我的头发上贴了电极，注入胶状物质，把我和一套看起来很厉害的设备连接起来。我四处走动的时候，就好像头上顶着一只章鱼。原理是这样的：当我平静下来准备过夜时，这个高科技设备就会连接到我房间里的面板上，监测我的脑电波，由此揭示我的睡眠时长和睡眠质量。我顶着章鱼返回了自己的房间。护士建议我像往常那样服用助眠药物。

　　然后，我作弊了。承认这一点让我深感羞耻，而且这种做法也真的很愚蠢，但我的确这样做了。我将两天剂量的佐匹克隆倒在了床边的桌子上。等到护士离开后，我把它们全都吞了下去。

　　我明明知道，既然自己即将成为一项睡眠研究的对象，这样的做法只会适得其反。但对我而言，服用两倍剂量的药物或许能让我睡上一会儿——我自己的药被锁在了家里。我把自己当作一个饥肠辘辘的人，这样自我辩解：我之所以吃掉了两份馅饼，是因为实在太饿了。

　　由于必要性这一理由，我应当得到宽恕。

　　护士回来后，并没有觉察到异样。她让我去上个厕所，因为一旦我被连上设备，就一直到第二天早上 8 点才能去洗手间了，除非麻烦值夜班的工作人员为我"松绑"。我开始感到不安。许多人——也许主要是女性可能都会赞同，让人时刻想要上厕所的最佳方式，莫过于对小便施加限制。我尿了两次，然后完成了最后一个环节：在鼻子下方夹了一个夹子，用于监测呼吸。

　　晚上 10 点，灯光熄灭了。我开始为漫漫长夜做准备，试着不去注意正对面闭路电视摄像头那不断闪烁的红色亮光。我头上顶着的设备很沉，鼻子下方的夹子也很不舒服。整整一夜，我都想上厕所。

额外的药物没有产生哪怕一丝效果。

几个小时之后，我发现透光的窗帘后面出现了鱼肚白。大约早上 8 点，我从章鱼爪下被解救出来了。我赶紧冲了个澡，试图把胶状物质从头发上冲掉，然后去楼下的"餐厅"——其实是会议室，享用一顿由小份谷物和橙汁组成的早餐。

终于，顾问医生带着一张打印出来的脑电波图，走进了我的房间。这张多导睡眠图明确表示，我的实际睡眠时间为 335 分钟，也就是 5 个多小时，我一直睡到了早上 4 点 37 分，而且大部分时间都是"优质睡眠"。335 分钟？！说我对此感到惊讶，实在是过于轻描淡写了。

顾问医生以同情的语气嘟囔着，慢性失眠症是一个难以应对的问题，此时我脸上的表情一定如同在说："真的吗？"我坦白自己额外服用了药物，但他对此不以为意，表示这并不会对我的睡眠时间造成任何影响。

医生继续和我聊了些睡眠卫生的基础知识，例如午饭时间过后不要再喝咖啡，保证房间的温度适宜，在临睡前不要使用 iPad，等等。这些知识对我来说太基础了，作为一个算得上聪明、且在过去 10 年的大多数时间里都深受严重失眠之苦的人，我原本期待能听到更加深奥的见解。

离开睡眠诊所时，我的心里感到挫败，脑中觉得茫然，头发上带着胶状物质——这些东西花了好几天才清洗干净。

12 月 14 日　　　　　　　　💤 睡眠时间：0 小时 0 分钟

　　专家的鉴定信终于寄到了。他在信中表示，我患有显著的睡眠状态知觉障碍（sleep state misperception，SSM），这种情况常常源自先前的严重失眠经历。虽然感到很困惑，但我觉得自己不该质疑科学，而且我已经疲惫得快要发狂，几乎毫不在意了。

　　或许那位心理健康工作者的做法，才是唯一行得通的解决方案。

　　——米兰达，接受这一点吧，你永远也不可能再睡着了，请继续你的生活。

12 月 15 日　　　　　　　　💤 睡眠时间：0 小时 0 分钟

　　既然当事人明明知道自己并未睡着，那么一堆机器怎么可能告诉你，你其实睡着了呢？

　　难道我是个骗子，一直在说谎？难道像那位私人精神科医生坚持认为的那样，我产生了幻觉？我是不是应该把这封鉴定信扔进马桶冲掉，然后要求获得更多奥氮平，再办一张英国国家医疗服务体系精神病院的季卡，在那里把缺失的上半部弗兰克·辛纳特拉传记编出来？

　　我不知道，于是便在视频网站上点开了一部关于以色列间谍的电影。

谢天谢地，当初我并未选择彻底放弃。

回顾过往，我对这家睡眠诊所产生了一些疑问。

事实表明，我睡了 335 分钟。可是谁来决定什么是"事实"，什么是"科学"呢？客观而言，根据从外部进行的监测，那张多导睡眠图告诉我，我睡了 5 个多小时。但主观而言，根据我的感受，我整夜都是醒着的。

哪一种判断更有意义？是主观判断，还是客观判断？

谁又能说清，睡眠究竟意味着什么？

我们无法求助于哲学家约翰·洛克，甚至也无法求助于薛定谔和他的猫。但至少，是时候提出一些疑问了。

去找睡眠科学家怎么样？

我重新读了一遍顾问医生的鉴定信，仍然无法解答自己的疑惑。于是我便决定拨打他在诊所里的办公电话。

医生欣然同意与我交谈。在探讨对我的诊断时，他的态度很认真，并未对我的意见不屑一顾——我原本还挺担心他会这样的。"我们通过科技手段对你的脑电波活动进行了分析，这张图表就是呈现分析结果的图片式报告。"他说，"所以说，你的睡眠时间可能要比自己以为的长一些。"

就在我的心沉入谷底时，他又补充道："不过也有可能并非如此。这仅仅体现了我们能够'看见'的睡眠情况。睡眠研究还是一门年轻的学科，失眠症仍然有些神秘。我们正在尽自己所能地对其予以考察。但老实说，像发作性睡病和睡眠呼吸暂停这些疾病，治疗起来反而更容易。"

ZZZ小知识

睡眠状态知觉障碍（矛盾性失眠症）

据专家表示，睡眠状态知觉障碍这一术语会被用在这样一些人身上：他们错误地把入睡当成了醒着。还有一种情况叫作正向睡眠状态知觉障碍，指的是有些人高估了自己的睡眠时间。

大多数睡眠状态知觉障碍患者都会说，自己在前一天晚上完全没睡着，或是仅仅睡着了很短的时间，然而临床记录却显示他们的睡眠状况大体正常。文献中是这样说的："尽管长期以来一直认为，睡眠状态知觉障碍患者的睡眠情况与常人无异，但某些初步研究显示，二者之间可能存在某种微妙的差别。"

让我们再回过头来听听伦敦盖伊医院睡眠障碍中心主管、神经病学顾问医生盖伊·莱施齐纳的意见。

米兰达：盖伊教授，一方面是关于睡眠状况的客观"结果"，另一方面是认为自己睡得如何的主观感受，这二者哪个更重要呢？

莱施齐纳：针对睡眠状态知觉障碍的争论表明，对自己的睡眠来说，我们真是糟糕的证人。那么，这二者究竟哪个更重要呢？底线是这样的：如果你觉得自己没睡着，而别人却告诉你，你其实睡了足足6小时，你并不会因此就变得更好受一些。

米兰达：为什么我确定自己没睡着，但机器还是会认为我睡着了呢？

莱施齐纳：有两种可能的解释。

其一，我们在夜间都会醒来，哪怕持续时间只有几秒钟。你当时的精神状态可能会将这些个别时刻理解为常态，即你在整段时间里一直醒着；

其二——在我看来这种解释更有道理，你在诊所时，身上连接着一台脑电记录仪和四个电极，这些机器会告诉医生发生了什么。然而，这样得出的结果很粗糙，仅仅触及大脑的表层，无法反映整个器官的活动。大脑并不是一个统一的整体。一个人即使在清醒时，大脑的小片区域也有可能交替处于睡眠或清醒状态。

因此，睡眠研究提供的大脑活动信息是非常有限的。情况很有可能是这样的：你大脑的某些区域整晚都处于清醒和有意识的状态。

以目前的睡眠科学来说，我们并不了解大脑的深层结构。这就如同手边只有一根通气管和一张潜水面具，却要绘制全世界大洋的海床图。在海面以下，你只能看清一米以内的情况。

有个人认为："我睡得很好。"另一个人认为："我压根儿没睡着。"而机器为他们两人绘制的脑电波图却可能是一模一样的。

米兰达：那么，我的确有可能连续好几年都没能入睡咯？

莱施齐纳：你显然睡着过。如果你完全不睡觉，早就活不下去了。在我看来情况可能是这样的：你大脑的某些区域睡着了，但与此同时，另外一些区域却是清醒的。

米兰达：既然机器无法界定睡眠，那么究竟什么才是睡眠呢？

莱施齐纳：睡眠是多种因素综合作用的结果，包括生理因素、神经因素、心理因素以及环境因素，其背后的生物学过程非常复杂。

我个人并不喜欢矛盾性失眠症这一诊断。这是在暗示患者是疯子。当患者抱怨自己有着严重的失眠问题时，你却告诉他们"显然你是错的"，这种做法有什么意义呢？这样做并没有任何帮助。

米兰达：一切听上去还是有些神秘，不是吗？

12月17日 💤 睡眠时间：断断续续地睡了几分钟到 1 小时

正在发生一件有些奇怪，但并不会令人感到不快的事情。

偶尔有几个晚上的某些时段，我说不清到底发生了什么。在过去的 8 年里，我能够清楚地告诉你夜晚任意时间点发生了什么事。例如：凌晨的广播节目是不间断播出的。

然而我渐渐开始觉察到了一些奇怪的时间跳跃。比如说，我瞥了眼闹钟，显示是凌晨 2 点 45 分，等我下次再看闹钟时，时间已经变成了 4 点 6 分。在 6 点半左右我会听见送报的女士驾车到来的声音，这通常会令我感到绝望。但有那么一两次，我完全没有听见她的声音。

我不知道为什么会这样。这件事本应令我感到惊喜，但问题在于，我的连贯感没有了，但疲惫感并未减轻。

既然我依旧感觉一团糟，那么记录下这些数字似乎毫无意义。可是，我一定是睡着了。一定是。

难道不是吗？

　　我喜欢上了收看 BBC 的答题节目《零分至上》（*Pointless*）。我全神贯注地收看这档节目，有些着了迷。周六晚上播出的名人版更是令我兴奋不已。

　　下午 5 点一刻，我来到楼下，给自己倒了一杯红酒，接着观看主持人亚历山大和理查德那令人舒适、愉悦的插科打诨——我才不在乎红酒与药物会产生什么反应呢，再糟糕又能怎么样，让我犯困吗？

　　尽管我反应很慢，但仍能答对一些题目，涉及文学或历史时尤其如此。我了解到，锎和锿是两种毫无意义但适合出题的周期表元素，正如非洲的吉布提适合被用来出与国家相关的题目一样。我最擅长的是猜词环节。

　　在我内心深处的某个地方，闪现出了一丝最为微弱的快乐，尽管我并不愿意承认这一点。

　　我去拜访了 F 医生。

　　问诊过程仍是千篇一律，但我扫了一眼他寄给全科医生的报告副本。

　　米兰达的情况似乎略有改善，她的情绪显然有所好转了。某些抑郁症的症状依旧存在，包括心情低落、精神萎靡、缺乏干劲。她依旧报告称睡眠质量很差，每晚的睡眠时间不到两三个小时，在白天会感到疲惫。但她集中注意力的能力有所改善。她会收看电视上的答题节目，并且能够坚持看完。

然而，由于体重增加，米兰达感到不自信，不敢重新联系老朋友。她胃口很好，但食量或许要比自己希望的更大一些。她认为这都是因为奥氮平，我也认为她体重的增加可能应归咎于奥氮平。

我已提醒米兰达注意，她的运动量非常少，这无疑也是导致体重增加的原因之一。她记下了这一点。

我同意 F 医生对我体重问题的判断，但并不完全理解他为什么感到乐观。在解开《倒计时》（*Countdown*）节目的难题，或是知道了《零分至上》中题目的答案时，我会产生一丝喜悦之情。但除此之外，我的感觉丝毫也没有变好。

第八年 一线曙光

第九年

夜尽天明

1月5日 😴 **睡眠时间：2 小时 47 分钟**

几位家人过来探望我们。父亲提出，有一部热门电影，我们都会喜欢的。于是他便播放了《马戏之王》（*The Greatest Showman*）。

影片开始几分钟之后，我产生了……一些感觉，一些并非正面的感觉。在我看过的电影中，这部影片对政治正确、无病呻吟、装腔作势、生硬煽情的堆砌可谓登峰造极。

我说我产生了"一些感觉"，指的是我形成了一种观点。近 9 年以来，这还是我第一次形成观点。

昔日那个喜欢昆汀（Quentin Tarantino）的电影、脚踩蔻依牌鞋子、担任小报记者的米兰达，一定会讨厌这部电影。现如今，老了 10 岁、重了几十斤的米兰达同样讨厌这部电影。看样子，她又要重获生机了。

这不是一个值得点亮灯光、载歌载舞的时刻，也配不上《马戏之王》用歌舞致敬。不过，这种感觉还是棒极了。

1月27日 😴 **睡眠时间：3 小时 17 分钟**

天哪，我太胖了！

为了接种流感疫苗，我约了一位护士。她要我称称体重。我斜眼瞟了一下秤上的数字，赶紧又把眼睛闭上，差点因为受到惊吓从秤上摔下来。

房间里来了头大象。这头大象就是我。

大约 5 个月的时间里，我的体重增加了 25 斤。

1 月 28 日　　　　　　　　🌙 睡眠时间：3 小时 30 分钟

我的"睡眠时间"悄悄增加了，增长的幅度并不壮观。有时候我能睡上 3 个半小时，第二天又减少至 2 小时 45 分钟；有时候情况会颠倒过来。不过，总体趋势是向上的，这让我心中充满了几乎难以表达的喜悦。

我开始留意周遭的世界。大体上我的感受都是欢快和兴奋的，除了发现自己变成了一个胖子。倘若不手脚并用，我就没法从浴缸里爬出来。如果不摆出宛如柔术表演一般的古怪造型，我就没法穿上袜子。

对我而言，这是一条红线。虽然我在已经过去的 50 年里并不是什么天生苗条之人，如今这种状况还是会令我感到羞耻。而且，体重和睡眠不同。睡眠时来时去，全凭一时兴致，甚至可能突然连续几年消失不见。至于体重，你至少可以试着去控制它。

进入"半失眠"状态后，我定下的第一个人生目标就是：减掉一些体重。

我开始研究奥氮平。这种药物的戒断反应似乎不像苯二氮䓬类药物那样令人难以忍受。于是我便单方面做出了减少服药剂量的决定。如果感觉不妙，我自会适可而止。我还要吃得更健康些。既然现在我已经不那么像是个语无伦次的疯子了，就应该放弃预制食品，告别苏格兰甜酥饼干，转而用新鲜、健康的材料烹制食物。

我还发誓要开始锻炼身体。我穿上那双奇丑无比的带魔术贴的运动鞋，离开了家门。直到绕着街区走了半圈之后，我才意识到，我竟然孤身一人来到了室外！这可是一项了不起的成就。

不过，仅仅绕着街区走一圈，我就不得不三次停下来喘气、调整呼吸。这就算不上什么成就了。

2月15日 　　　　💤 睡眠时间：4 小时 2 分钟

4 个小时！

父亲有一台嘎嘎作响的老旧跑步机。我将速度设置到最慢，然后小心翼翼地站了上去。当确定自己加上跑步机的重量不太可能把地板压塌、掉到楼下去之后，我在上面走得稍微快了一点。

房间里有一台电视。我搜索了一番锻炼时可以追的喜剧，其中《弦乐航班》（*Flight of the Conchords*）和《中间人》（*The Inbetweeners*）格外令我开心。而且这两部剧每集时长只有 20 分钟，因此对我来说，边锻炼边看剧是完全吃得消的。在行走的过程中，我听见自己的胸膛里传出了一种古怪、令人震惊的声音。我相信，这就是所谓的"笑声"吧。每天能睡上几个小时之后，我的幽默感似乎被唤醒了，它伸了伸懒腰，打了个哈欠。

我试着每天锻炼两次，每次 20 分钟。40 分钟的锻炼，更健康的饮食，迅速降低奥氮平的剂量——这些努力产生了立竿见影的效果：我的体重几乎立刻就开始下降了，而且并未引发明显的戒断反应。

现在，我的生活被"4 小时法则"支配着。

我是在 21 世纪初那几年发现 4 小时法则的。我的两个孩子年龄仅仅相差 20 个月，当时他们还都是小宝宝，在夜间每隔 45 分钟就会轮流醒来。4 小时法则堪称 5 秒法则的失眠版本。所谓 5 秒法则指的是这样一种对卫生状况自欺欺人的借口：如果食物或餐具掉到了地上，那么只要在 5 秒钟之内捡起来，就可以假装它们没有被弄脏。

在被失眠症折磨了将近 9 年之后，我发现 4 小时的睡眠时间构成了我过上正常生活的底线。总的来说原则就是，如果睡眠时间超过 4 个小时，我就会感觉良好；如果睡眠时间不足 4 个小时，我就会感觉一团糟。

这条法则并非泾渭分明。当睡眠时间在 4 个小时左右时，我的神志也有可能游走于清醒与混沌的边缘。

我的一天大概是这样度过的：

我大约在晚上 10 点半上床就寝，可能在凌晨 2 点至 4 点间的某个时刻醒来。和其他英国人相比，我起得还是稍微早了一些。我会突然醒来，就如同按下了电灯开关一样。醒来后，我不会像其他人那样感受到一种舒适的倦意，想要试着按下睡眠键，重返梦乡。我的大脑已经丧失了这种能力，于是我只能找些事情做，以此打发时间。

随着睡眠状况一同改善的，还有我的社交生活。一些老朋友如今搬到了纽约、洛杉矶和澳大利亚，于是我们开始彼此通信。伦敦的凌晨 3 点半恰好是布鲁克林的晚上 10 点半，所以我们联系起来相当方便。我还重新发现了社交媒体：在我的生活变得支离破碎之前，它还只是个婴儿。

在社交媒体上讨论政治问题时，我遇到了一位友好的美国作家，我们聊了起来。

坐在床上，通过笔记本电脑，我结识了一些颇有魅力的人物：作家、教授、医生、律师。他们向我推荐了许多美妙的文学作品、音乐以及电视剧。无论你在什么时刻醒来，推特上总是热闹非凡，这一点也令我颇感安慰。

我会在清晨 4 点半左右起床，来到楼下，惬意地在寂静无声的家中喝一杯茶，安安静静地听一会儿音乐——目前我最爱的是肖邦。

我感到自己已经做好了重新使用大脑的准备。可是，要如何开始呢？经历了这么多年的煎熬，我真的再也干不了媒体这一行了吗？这是个日新月异的行业，后浪很快就会将你在沙滩上留下的足迹洗刷一空。我开始盘算如何才能重振旗鼓。

一天中剩下的时间，我就基本上是在混日子了。我常常会在午后锻炼身体，以便振奋一下精神。下午 5 点是红酒时间。我通常只喝一杯，而且对我来说，下午 5 点相当于大多数人的晚上 9 点，所以这样的安排并不像听上去那么糟糕。但问题在于，晚上 7 点前，我就有些微醺了。

在短暂的晚间，我通常会打打电话，和朋友们在网上聊聊天，给孩子发发短信，以及给父亲做晚餐，然后或许还会看一会儿电视。

晚上 10 点半前，我已经摇摇欲坠了。我会泡个澡，吃药，读一会儿书，然后进入一团漆黑、令人窒息的沉睡状态，从来不做梦。我不太确定为什么会出现这种现象。

大约 4 个小时之后，周而复始，重新来过。

3 月 15 日 睡眠时间：4 小时 40 分钟

哥哥给我发了封电子邮件。直到几周前，我才感觉自己的神志清醒到了足以注视电脑屏幕的程度。哥哥的一位朋友 C 博士刚刚写完一部小说的前三章，想找一位"专业人士"征求意见。

太奇怪了，我竟然能够以批判的眼光阅读这些文字。情况还不错。我并不是虚构类文学作品的编辑，不过以新闻类作品编辑的经验，我还是能够对导致行文优劣的要点提出一些基本建议。我甚至还起草了一封电子邮件，提出具有建设性的批评意见。

对我来说，多年之前与前夫那场创伤性的对话宛如一道旋转门，引发了一场耗时近 10 年的灾难。观看——并且讨厌《马戏之王》，则宛如另一道通往不同方向的旋转门。而在阅读了 C 博士的手稿后，我这辆列车终于启动了。

我依然能行！我能够阅读，能够点评！在这个世界上，我还有点儿用！这件事对于提升我的自信心的帮助，怎么强调也不为过。

第二天早晨，我拿起一张纸，又看了看电视新闻，然后坐在父亲的电脑前，开始删除我邮箱里的 6 万封垃圾邮件。最终我还是不堪重负，选择了放弃，重新申请了一个邮箱。

我重新与世界产生了联系。

3月25日   💤 睡眠时间：5 小时 12 分钟

我报名参加了两门网络课程，其一是商业文案写作——我觉得自己应该能以此为生；其二纯粹是出于兴趣，是父亲送给我的礼物，即东盎格利亚大学（University of East Anglia）开设的科幻小说写作入门课程。这所大学在创意写作领域声誉颇佳。

今晚我决定要给几位朋友打电话。我已经有好几年没有同其中的一些人交谈过了。

K 先是问："哪个米兰达？"随后显得难以置信，接下来则是大喜过望。

W 陷入了多种激烈情绪的循环往复之中，又是哭、又是笑、又是大叫："你可千万别再这样对我了！"

L 说出了或许是许多朋友想说而不敢说的话："我还以为你死了呢！"

我很清楚自己的体重增加了多少——我知道，我真的知道，因此我还不希望和任何人见面。不过我感觉距离这一天已经越来越近了。

4月2日　　　　　　　　　💤 **睡眠时间：5 小时 4 分钟**

我琢磨着自己的"康复"过程。我依旧不清楚情况好转的原因何在，显然不是我服用的那些药物的功劳。多年来，我的服药量并无变化，而且如今已经基本戒断了奥氮平。

我只知道自己的感受。在过去的 8 年半里，我就如同被禁锢在了湖底。身处水底，我能对水面之上的生活做出一番扭曲的想象，但既无法看到它，也无法触碰它。几个月之前，绑住我的锁链开始松动了。终于，锁链断裂，我自由了。我奋力向上游去，气喘吁吁地跃出水面，重见天日。

我又能呼吸了。

如今，天空更加晴朗了，新买的竹席带来了舒适的享受，红酒的味道更加香醇了，音乐也能激发出更为强烈的情绪。不过我还需要小心别醉氧，或是因过快浮出水面而患上减压病，导致自己再次沉入湖底。我依然不敢相信，自己能有如此好运。

我还要避免表现得如同那些令人恼火的"布道者"。你知道的，我指的就是那些对自己的"重生"大谈特谈，直到你想将他们勒死的人。

4月19日　　　　　　　　💤 **睡眠时间：5 小时 20 分钟**

在健康膳食和少量锻炼的帮助下，我减掉了很多体重，不过随后就遇到了瓶颈。我考虑聘请一位私人教练。昔日那个健壮、苗条的我曾有过一位私人健身教练，但是，教练们愿意教胖子吗？

父亲的朋友向我推荐了一个人选。K既严厉、又阳光，而且并不介意我是如此不灵活。她收取的价格也挺合适。我们决定每周锻炼两次，先从散步开始。

我们在步行5分钟的路程之外发现了几处田地。尽管途中需要停下来喘上好几次气，但我还是坚持走了一个小时。我向K讲述了自己过去10年噩梦般的经历。她既没有尖叫，也没有吓得跑开。我认为这样的开局很棒。

5月12日　　　　　　　　　　　💤 睡眠时间：4小时23分钟

今天是我的51岁生日。我似乎跳过了从43岁到50岁的这几年，至今仍然觉得自己是个朝气蓬勃、重获新生的女孩，也憧憬着近9年来第一次外出玩上一整晚。H和S表示乐意陪伴我，于是我们就在本地一家酒吧里订了位子。

事先我便在电话里就自己体重增加一事向H和S表示了歉意，并请求他们就算感到惊讶，也不要表现出来。打开前门之后，我已经做好准备迎接动画片里那种惊讶的神情，不过朋友们太友善了，又或者他们只是善于掩饰。我们拥抱时不禁流下了泪水，久久不愿分开。H对我说，我看上去确实有些"膨胀"，但我仍然显得健康而开心。我真的要谢谢H，她甚至使用了"漂亮"这个词。我告诉她，这样的评价未免太离谱了，不过要是不承认这番话让我感觉好多了，我就是在撒谎。

来到酒吧后，我还是有些紧张。然而，从我们坐下后的第一分钟起，所有不安便都烟消云散了。朋友们热情、有趣，而且八卦满满。我喝下了多年以来的第一杯鸡尾酒——服务生，拜托给我们再来一杯吧！

由于对自己的体形感到难堪，起初我不愿与朋友们合影。但最终我还是妥协了，只要他们不把照片发到社交媒体上就行。要知道，我在社交媒体上的头像，还是 9 年前当杂志主编时的照片呢。

5 月 15 日　　　　　　　　　💤 睡眠时间：5 小时 0 分钟

我在文案写作课程中频频收获 A 等，创意写作也颇受好评。相比于对自己社交能力以及外形的不自信，我对工作的自信可谓与日俱增。

还记得吗？我的朋友 T 得到了我多年以前梦寐以求的工作岗位，成了健康杂志主编。她正在筹备一份新的刊物，想知道我是否愿意写些文章，直言不讳地谈谈返校儿童多发传染病这一问题。

我决定尝试一把。如果我写得很差，总归还可以继续沿着文案写作这条路走下去。可是你知道吗？我真的挺享受再次与医学专家交流的过程，而且我表现得相当有悟性。我交出了一篇不算太差的稿件。

5 月 20 日　　　　　　　　　💤 睡眠时间：5 小时 14 分钟

过去这些年里，人们一直在鼓励我将发生在自己身上的一切写下来。但直到几个月之前，我都一直无法拿起笔，也无法使用笔记本电脑。而且不久之前我才刚开始"康复"，因此我担心，只要发出一点声响，就会把睡眠之神惹恼，令他收回自己的善意。

后来，我读到了一位电视明星抱怨失眠问题的文章。这个可怜的家伙仅仅丢失了几个星期的睡眠，可是听听看，这就令他牢骚满腹了。如果失眠也有奥运会的话，我肯定能拿金牌，而他恐怕只能在场边热身吧。

和他相比，我的故事更加惊心动魄。我想要把它讲出来。

我给 20 年前曾经工作过的一家全国性报纸的报社打了电话，很幸运，接电话的编辑还记得我。我提出想把自己的故事写出来，对方欣然接受，要求我用 2000 字写写自己的"失眠崩溃"，交稿时间就在后天……

5 月 22 日　　　　　　　　💤 睡眠时间：6 小时 1 分钟

……哇！我简直太激动了。我的大脑里不断冒出火花，手指在键盘上翻飞。还不到三个小时，我就写完了。我曾经担心，将自己的经历表述出来，可能导致我重新坠入深渊。但事实证明，这样的担忧是毫无必要的。是的，这是一个非常情绪化的选题，不过这也有助于宣泄我的情绪。

这篇文章是对一段不堪回首的复杂时光的极简版叙述，也可以称得上是一个"干净"的版本，因为我还没有准备好将所有灾难情节向全世界和盘托出。

不过这则故事的要点还是很清晰的。这是一篇相当个人化的文章，我觉得质量很棒。幸运的是，编辑也持有同样的意见。这篇文章登在了对开的双页上，配图很有误导性，用了一张年轻而充满活力的杂志主编米兰达的照片，还有一些图片甚至是 20 年前我在这家报社工作时留下的。

一位女性主义友人因为这篇文章的配图问题责备了我，认为我应该为自己现在的体形和外貌感到自豪。抱歉，我对此断然表示反对。

文章发表前的那个晚上，我对编辑开玩笑说，自己太激动了，肯定又要睡不着觉了。听上去她似乎真的为我感到担心。

然而，我的双眼一闭一睁，整整 6 小时零 1 分钟就过去了。这是近 9 年以来，我的睡眠时间最长的一次。

5月25日　　💤 **睡眠时间：5 小时 17 分钟，外加一段回笼觉**

这篇文章反响极佳，世界各地的读者纷纷热情地留言。当然，那些"出口成脏"的网络喷子总是少不了的——我先前还不知道这一人类新亚种的存在。不过对于这些"杠精"，无视就好了。这些日子以来，区区喷子已经不足以惹恼我了。有些评论是赤裸裸的人身攻击，例如有位绅士把我称为"浪费地球空间的废物"，我看了之后忍不住大声笑了出来。不过还是有数百名读者对我文章中的某些内容产生了认同感。

突然之间，我的目光所及之处，人们都在抱怨自己的睡眠问题。承诺"10 种方法改善你今晚的睡眠"的各种电视纪录片、报纸插页和杂志封面令我目不暇接。其中一篇文章声称，睡眠产业的产值已高达1000亿英镑。

从"失眠崩溃"中走出之后，我发现睡眠状况糟糕俨然已成了一种"时尚"，就好像当年的食物不耐受症一般。而且在睡眠记录仪的敦促下，我们都希望能睡得"更好些"（见第160页有关完美睡眠症的内容）。另外，既然提到了这类设备，就顺便再说一句吧：预计在未来几年内，睡眠记录仪和智能手表的销量还将飞涨。

研究显示，睡眠不足导致的生产力下降，会令英国经济蒙受每年最高达400亿英镑的损失。我还看到另一则传言称，英国国家医疗服务体系将首次发布指导方针，建议人们每晚应睡上7～9个小时。

但几天之后我就发现，这里面可能存在一些问题。

业已存在的大多数"睡眠相关文献"都令我恼火。有些文章几乎是在用恐吓的语气，不断提醒我们注意，达不到每晚8小时这一黄金睡眠时间是多么糟糕。

我真想大声叫出来："你们这些蠢货，这难道是可以选择的吗？要是可以的话，我宁愿每天晚上睡10个小时！"

或许我的失眠同道们需要的，是由某个同样深受失眠困扰，且知道应当如何同专家及医生交流并分享建议的人，提供一些更加诚恳的意见。于是我便联系上了多年以来大力支持我工作的编辑J，她如今就职于《每日电讯报》。令我既意外又兴奋的是，J希望我将自己刚刚开通的博客加以改造，变成《每日电讯报》每周一期的网络专栏。

这是我最后一次找 F 医生问诊，氛围的改变令人惊叹。

F 医生立刻注意到，我的脸上挂着笑容、肢体语言开放，还在唠叨个不停。而过去 9 年间，我走进精神科医生的诊室时，总是哭丧着脸。除了祝贺我康复之外，也没有太多内容可以聊了。事实上，在这次问诊期间，F 医生花了很长时间浏览我发表在报纸上的那篇文章的配图，好奇那些照片是在哪里拍摄的。

不过我还想聊聊药物。我有些紧张地向 F 医生坦白，自己没有征求他的意见便戒断了奥氮平。但他对此毫不介意。现在，我还要继续服用曲唑酮和佐匹克隆。既然我的睡眠状况已经大幅改善，服用这两种药物又不会产生严重的副作用，又何必节外生枝呢？

我唯一担心的是普瑞巴林（更多相关内容见第 209 页），这种药物令我越发感到不安了。大约在我开始服药的两年半以后，普瑞巴林在英国被重新分级为 C 类受管制药品，这个分类下的药物还包括强效类鸦片止痛药曲马多（tramadol），以及合成代谢类固醇（anabolic steroid）。促使普瑞巴林被重新分级的，是大量关于它在监狱中被当作娱乐性药物滥用、在北爱尔兰许多地方成为一大社会问题，以及导致多人死亡的报道。在实践中，重新分级使得全科医生不假思索地开具普瑞巴林和加巴喷丁的做法变得不合法了：如今，医生必须在处方上签名。

我向 F 医生表示，我不愿继续服用被赋予了这些意义的普瑞巴林了。我还读到，这种药物会引发严重的戒断反应。此时我的服药量是

第九年 夜尽天明

250 毫克，服药时间为傍晚。有了戒断苯二氮䓬类药物的前车之鉴，F 医生和我制定了一套缓慢的戒断方案：每个月减少 25 毫克，为期一年。

F 医生在给我的全科医生的信中这样写道：

> 米兰达的进展令我感到非常高兴。她的心情好多了，睡眠状况也在不断改善。她正在考虑以写作为生。她已不再表现出抑郁症与焦虑症的常见症状。
>
> 现在我建议，将米兰达转回初级护理状态。

我获释了！我不再是官方认定的疯子了！

6月10日　　　　　　　　　　💤 睡眠时间：3 小时 53 分钟

晚上 9 点，我和一位老友待在酒吧里。夜越来越深，我的感觉也变得越来越奇怪。我开始出汗，还有些头痛。当我起身前往洗手间时，感到一阵恶心与眩晕。我只不过喝了一杯兑汤力水的杜松子酒，所以这种现象不可能是醉酒所致。我们才刚吃完东西，所以应该也不至于这么快就食物中毒。然后，我渐渐明白了。原来今天我忘了服用普瑞巴林。我向朋友表示，很抱歉，但现在必须散场了。

好在这家酒吧就在我所住的那条街上。一回到家，我就立刻吞下了普瑞巴林药片，但是糟糕的感觉又持续了至少一个小时，于是我又多服了一次药。就寝之前，我的感觉开始好转了，但这个晚上我睡得并不好，睡眠时断时续，而且醒得非常早。

我在手机上设置了闹钟，以免再忘记服药。

ZZZ 小知识

关于普瑞巴林

普瑞巴林的药品名为"利痛抑"，是一种类加巴喷丁类药物。它于2004年首次被批准用于治疗癫痫，后来又被批准用于治疗神经病理性疼痛，也就是神经痛。随着人们发现普瑞巴林会使患者变得更加平静，这种药物又被批准用于治疗广泛性焦虑障碍（generalized anxiety disorder）——这些年来，我被诊断患有多种疾病，广泛性焦虑障碍正是其中之一。

不过大约也是在这个时候，医学文献开始发出警告：普瑞巴林及其药效更加温和的"小兄弟"加巴喷丁，均可能导致成瘾与依赖问题。逸事证据显示，深受这类药物之苦的人可能有数十万之多。在尝试戒断时，痛苦会格外严重。尤其令人愤怒的是，和苯二氮䓬类药物的情况一样，大多数成瘾者都是按照医嘱服用这类药物的。

危机还在愈演愈烈。近来的一份报告显示，在英国，医生开具普瑞巴林和加巴喷丁的处方数量仍在上升。2013—2018年，医生开具普瑞巴林的处方数量增加了1.8倍。而在2017—2018年，开具加巴喷丁的处方数量达到了670万份。

普瑞巴林起初被当作更现代、副作用更小的苯二氮䓬类药物（见第

19页），受到了广泛的赞誉。不过从一开始，某些专家就发现了问题。普瑞巴林会对 γ－氨基丁酸施加影响，而大脑中的这种化学物质有助于人们放松、减压和缓解疼痛。大脑可能对这类药物引发的化学过程产生依赖。于是当患者试图停药时便会发现，自己已经无法做到这一点了。

有些医生对普瑞巴林做出了直言不讳的评价。在给报纸写稿时，我采访了著名的精神科药物学家戴维·希利（David Healy）。希利著有 20 本关于精神病学的书。他向我表示："我宁可被安定缠上，因为它摆脱起来要容易一些。普瑞巴林可谓加强版的安定。"

你能想象我听到这番话之后的感受吗？当然，要想戒断这种药物可没有那么简单，绝不是只要停止服药就行。我知道，和安定的情况一样，突然之间完全戒断普瑞巴林是很危险的，可能引发致命的癫痫发作。所以我才和 F 医生一道制订了戒断计划。

为了了解和我有着相同处境的人们的情况，我访问了一个名为"利痛抑幸存者"的网络小组。这个小组有 10700 名成员，来自世界各地。普瑞巴林成瘾问题实在是太严重了。

这又将我们带回了本书之前曾强调过的那个问题：处方药的成瘾或依赖问题令人极为担忧。在我写作本书期间，关于人们难以戒断抗抑郁药物、苯二氮䓬类药物以及普瑞巴林的新闻依旧层出不穷。我又不禁开始疑惑，医生们让我对抗抑郁药物时服时停、断断续续，这种做法是否也影响了我的精神状态呢？

有一点是确定的：对处方药成瘾的人们亟须大力支持，滥开处方的现象则亟须新一轮整肃。

我和 S 一起去了趟超市。她只不过将借记卡在一台机器前晃了晃，不用输入密码，便完成了支付过程。我惊呆了。

"你不知道非接触式支付吗？"她笑道，"你错过了好多东西哦。你就像个'睡美人'，一觉醒来，时间已经过去了 100 年。"

这番话挺有意思，于是我便把这一灵感告诉了《每日电讯报》的编辑。删改后的见报文章如下：

我刚刚从长达 7 年的昏迷中醒来，我都错过了些什么？

想象一下：你昏迷了整整 7 年。你苏醒之后，听见的第一个声音便来自亚历克莎①。

由于在过去近 10 年间一直受困于心理健康问题，我错过了许多新闻和一般生活资讯。不过，朋友们口中的"睡美人"现在要迎头赶上了。每天都有新的金矿待我发掘，有些让我感到有趣，有些令我气恼，有些则平平无奇。接下来便是我的高光发现的大杂烩，随机排列，顺序不反映任何重要性与严肃性。

社交媒体为王。在我"离开地球"之前，脸书和推特还非常新鲜，我两个账号都注册了。作为一家育儿杂志的主编，关注我的人是代理各

---

① 亚马逊公司开发的智能助理。——译注

种母婴产品品牌的公关界人士。与那些机灵的媒体人和名流的闲谈也会令人略感兴趣。之后我就下线了。

重获新生之后，在 WhatsApp 和脸书即时通（Facebook Messenger）上交流，外加那些有趣的话题标签，令我乐此不疲。可是谁能向我普及一下，照片墙（Instagram）和色拉布（Snapchat）又是什么啊？

有一次，我去出席一场生日晚宴。邻桌的两个 20 多岁的女孩正神情阴郁地盯着面前的莫吉托酒。大约每隔 15 分钟，她们便会相互拥抱，假装开心，然后拍一张自拍。

已经过了青春期的人，还有谁会真的关心其他人吃了什么、养什么宠物、去哪里度假吗？这显然只是为了炫耀罢了。"炫耀"，那么接下来有请……

"凡尔赛"、"人间清醒"（真恰当！）、"圣母"以及"顺性别"等用语。人们因说错话被"取关"了。取消关注？就如同取消航班或美发预约那样吗？那么你还会把这些人"改期"吗？

"吸气商店"①究竟是什么鬼东西，大街上怎么会有这么多家这种商店？尼古丁戒烟糖去哪儿了？为什么会有这么多家咖啡店？真的有人用那些插座给汽车充电吗？下雨的时候怎么办呢？

各种"约会"应用。有点恶心啊……

人们不再互相说话了。有个朋友表示，每当她的电话铃声响起，她就知道肯定是我打来的，因为只有我还会给她打电话——她已经 49 岁

---

① vaping shop，即电子烟商店。——译注

了，又不是 15 岁，怎么会这样呢？

所有人都被诊断患上了某种"心理疾病"。精神疾病背负的污名减轻了，人们对彼此更加开放、包容了，这太好了！过去 10 年间的改变是显著的。有位身为时尚杂志主编的朋友这样说道："我们的一天始于相互比较各自抗抑郁药物的副作用。"我认为就这一方面而言，社交媒体是一股健康的力量。

不过这里面似乎也有些跟风的成分。我还记得，当凯瑟琳·泽塔 – 琼斯（Catherine Zeta-Jones）被诊断患有双相障碍后，这种心理疾病便"流行"了一阵子。如今似乎每个人都患有注意力缺陷多动障碍、阅读障碍或循环性精神病（cyclothymia），就连威廉和哈里两位王子都加入了这一行列。

这种现象固然值得称赞，但严重的、不"时髦"的心理疾病，例如精神分裂症和躁狂抑郁症（即双相障碍的前称），也理应被严肃对待，并获得充足的资源。

对无线网络的过度依赖。无线网络堪称当代的生命保障系统。从通信到购买衣服和食物，再到用优步叫车——我们做任何事情，都离不开这些看不见的无线电波。要是无法点亮电子设备上的那把"小扇子"，我们就会变得紧张、气恼、粗暴。情况只会越来越糟，有朝一日，没有无线网络的人可能会无法出声，衣不蔽体，甚至可能被饿死。英国电信公司的工程师以及那些懂得如何修理宽带的人，将成为世界的主宰。

想当年我还生活在这个世界上的时候，只有死忠足球迷才会订阅天空电视台。但如今，"常规"电视节目基本上都是些垃圾。你还在为 BBC 年费感到心疼，而亚马逊高级会员、网飞和英国电信体育台的价格其实也都相当不菲——而且，我们的电信公司怎么突然转行播起了体育节目呢？

还有，10 英镑钞票怎么变成塑料的了？

6月21日　　　　　　　　💤 **睡眠时间：5 小时 10 分钟**

我向科幻小说写作课程的老师提交了期末作业。老师没有为作业打分，不过从她的评价可以看出，她对我付出的努力非常满意。

7月1日　　　　　　　　💤 **睡眠时间：4 小时 55 分钟**

四五小个时的睡眠足以保证我的"正常运转"。我可以说话、思考、出门，重新享受各种乐趣。与过去 9 年间的任何时候相比，我现在的状态都堪称奇迹。

然而，我还是觉得非常累。

我好奇是否有什么东西能让我的睡眠时间迈上新台阶，更接近 8 小时这一黄金时间。在网上四处搜索之后，我发现了一种叫作失眠症认知行为疗法的东西。唉，在"失眠崩溃"期间，我曾经多次尝试过认知行为疗法，一点儿作用都没有。

尽管如此，在名称中表明自己专门针对失眠症，这种做法还是难得一见的。于是我决定深入探究一番。

失眠日记

ZZZ小知识

失眠症认知行为疗法

失眠症认知行为疗法是一套治疗方案，目的在于帮助人们找出导致或加剧睡眠问题的想法与行为，并进行替换。其治疗理念是，让患者用"健康"的、能够促进睡眠的想法与行为替换先前的想法与行为。

我的睡眠导师索菲·博斯托克是失眠症认知行为疗法的专家。她表示：

失眠症认知行为疗法绝对比药物更有效，而且不会产生副作用。这种疗法的目的在于赋予你一系列能够用来解决睡眠问题的"工具"。一部分工具是生理性的，即"行为"；另一些工具则是心理性的，即"认知"。

失眠症患者需要重塑自己的日常习惯，进而改变对睡眠的看法。要做到这一点的方法有很多。

- **限制睡眠：** 指减少待在床上的时间，以换取更好的睡眠质量。也就是说，只有当你感到疲惫时，才上床去睡觉；一旦不再觉得疲惫了，就立刻起床。延迟就寝有助于增强自然睡眠动力。短期而言，你可能会感到相当疲惫，但这往往意味着你的睡眠不再会被经常打断。

- **控制刺激因素：** 理念在于强化你头脑中的床与睡眠之间的联系。也就是说，只有在睡觉或做爱时才到床上去。但如果你总是开着电视睡觉，一想到要在不开电视的情况下入睡就感到紧张，那就暂且开着电视吧。

- **遵守"一刻钟法则"：** 如果你在床上躺了 15 分钟，仍然很清醒，那么不要感到沮丧，而是应该别再自寻烦恼，起床去看看书吧。但是并不推荐看电视剧，因为这有可能赶走你的倦意。无脑打斗场景不利于让心绪进入安然入眠的状态，手机或者平板电脑发出的蓝光也会干扰褪黑素的生成——褪黑素是大脑中一种有助于睡眠的激素。

- **放松及正念：** 我们还向来访者传授各种诀窍和手段，帮助他们关闭大脑面对压力时做出的战斗或逃跑反应。由于身体和心灵是相互关联的，放松肌肉可谓放松紧张心灵的捷径。例如，渐进式肌肉放松的做法就是依次先收缩、后舒张各个主要肌群。

我告诉索菲，这些例子都很棒。可是万一患者像 10 年前的我那样，完全睡不着觉，又该怎么办呢？

索菲表示：

对于严重失眠者，我建议他们先把认知行为疗法中的认知部分抛到一边。研究显示，简单行为疗法（brief behavioural therapy）同样能发挥作用。我总是建议这些患者从记录睡眠日记开始。如果你已经筋疲力尽，可能会对这种做法感到沮丧，但记录睡眠日记有着重要的价值。日记能让你置身于此时此地，从而构成一道稳固的基线。失眠症可能是多种复杂因素导致的，不过对于增加"睡眠压"——即入睡的强制动力而言，养成某种持之以恒的良好习惯是至关重要的。如果你只是三天打鱼、两天晒网，就不可能睡好觉。

所以，暂时忘掉就寝时间吧。把闹钟设在早上 7 点。无论感觉怎样都立刻起床。试着尽可能早地出门：晨光对于调节昼夜节律真的非常有好处。对睡眠卫生（见第18页）的谈论已经够多了，但临床实验显示，仅仅改善睡眠卫生状况本身，并不能发挥太大作用。不过，一份被广泛引用的研究报告的确建议，最好不要在入睡前6小时内摄入咖啡因。

另一方面，你应该选择一种健康的生活方式。锻炼身体、好好吃饭、勤用脑，并在适当的时候放松身心。每当我说这些话时，人们总是会翻白眼。然而在听到这些建议之后点点头，同照着这些建议去做，完全是两码事。

当你感到有倦意时便去睡觉，至于是否会在半夜醒来，这并不要紧。你的睡眠以90分钟为一个周期，而且随着年龄的增长，人们从睡眠中醒来的次数也会增加。

注： 有一些专门提供失眠症认知行为疗法的治疗师，不过他们人数很少，而且收费可能很高，数字化解决方案方兴未艾。不过失眠症认知行为疗法的许多原则都是常识，你其实并不需要找治疗师或安装应用程序。

不是只有完全睡不着觉的失眠症患者才能从失眠症认知行为疗法中获益，即使是在因压力来袭而无法入眠的个别夜晚，它也能发挥作用。

第九年 夜尽天明

我开始对失眠症认知行为疗法加以思考，并想着该如何运用它来改善我当前的睡眠质量。失眠症认知行为疗法很有道理，但我依旧怀疑，在最糟糕的"失眠崩溃"期间，这些做法能不能对我有所帮助。毕竟，当时我甚至无力遵照最简单的指示去做。

如今，既然已经保持了好几个月的神志清醒，我便认为可以把这种疗法中的一些原则应用到当前的行为中了。有的原则我早已自然而然地遵循了，例如多照射自然光，以及不要打盹儿。不过"限制睡眠"这一理念看上去的确很有吸引力。

于是我便开始不再像往常那样在10点半就寝，等到半夜才上床，而且前提是我产生了睡意。真希望我能说自己在睡觉之前没有看手机啊，可是……唉，我只不过是把闹钟关掉，这也算看了手机吗？

我的睡眠时长并未立刻增加，但醒来的时刻推后了。于是，我的睡眠时间便从晚上10点半至次日凌晨3点半，变成了午夜至清晨5点。我依旧醒得比其他人都早，但没有那么反常了。这种做法产生了效果。我感到疲惫的时间推迟了，有精力享受更多"正常"的晚间活动，而不是仅限于在电视机前泡个澡。

我还发现了列清单这件乐事。起初，列清单是为了让我在睡觉前将大脑清空，这样我就不必惦记着第二天要做些什么了。然而现在，我爱上了列清单——不，我简直爱死列清单了。我整天都会在A4纸上列各种清单，然后把它们贴在书桌上。清单都是我手写的，用电脑列清单终

失眠日记

归少了点儿意思。然后我会用不同颜色的彩笔在清单上做标记：粉色代表工作，绿色代表社交，等等。

划掉清单上列出的事项，给我带来了巨大的满足感，尽管我从未彻底完成全部内容。

7月11日   💤 睡眠时间：5 小时 29 分钟

每当我首次从睡眠中醒来时，总是精力满满。我承接了更多来自报纸和杂志的约稿。我还发现，大多数稿件我都是在清晨 5 点至上午 10 点之间完成的。遗憾的是，随着我重新吃上了媒体这碗饭，文案写作课程也就无疾而终了。

一天中的这段时间真的有些神奇，我能够尽情享受整个世界醒来之前的那份安宁。当我身处"失眠崩溃"的深渊中时，曾读过同样受到失眠困扰、总是喜欢唱反调的专栏作家朱莉·伯奇尔（Julie Burchill）的一篇文章。

她对自己的失眠症大加赞颂，甚至将其称为"额外的人生"。当时我觉得她简直疯了，这番话实在是有些装腔作势。

但现在我开始理解她的意思了。好吧，在睡上几个小时后精力充沛地早早醒来，和失眠完全不能相提并论。但这的确提供了更多时间，让我得以把杂七杂八的事情搞定。

确定你的生物钟类型

除非你需要值夜班，别无选择，否则你的睡眠时间有多长，会在何时醒来，很大程度上取决于基因。科学家正在对这一问题展开研究。

近来发表的一篇论文试图对以下二者间的差异做出解释：一方面是晚上不睡、早上不起的"夜猫子"，另一方面则是早睡早起的"云雀"。据说这两种人有着不同类型的生物钟。比如说，清晨5点起床的那些人的生物钟被认为属于"极早型"。

那么，你的生物钟属于哪一种类型呢？

关于如何确定自己的生物钟类型，索菲·博斯托克给出了建议。选择一段连续的日子，既不必上班，也不必早起参加社交活动。在这段时间里，只有感到疲惫时才上床睡觉，并且不设闹钟，睡到自然醒。"我们都有内置的昼夜节律，帮助身体以24小时为周期，从事活动以及恢复精力。"博斯托克表示，"生物钟类型描述的是我们对唤醒、活动、入睡等时间的自然偏好。大多数研究认为，生物钟类型呈正态分布，即位于两极的人数较少，大多数人都处于中部。"

科学家相信，生物钟是由基因密码决定的。不过，生物钟会适应我们所处的环境，也会随着年龄的增长而发生改变。

比如说，孩子和老人往往习惯早起，青少年的生物钟则会延后，因此他们真的很难做到早睡早起。据估计，直到50岁，男性的生物钟都要晚于女性。

这都没什么。可是，如果你有一份朝九晚五的工作，生物钟倾向的睡眠时间却是凌晨 3 点至上午 10 点，又该怎么办呢？

"最合理的猜测是，生物钟类型最多只有 50% 是由基因决定的，因此我们绝对有能力做出调整。"博斯托克表示，"自然倾向固然可能使得你有着和父母相同的苏醒时间，但近来的研究认为，你可以通过对能够掌控的事项，尤其是光线与食物加以调整，养成新的作息习惯。"

例如，萨里大学和伯明翰大学进行了一项联合研究，找到 22 名通常会在凌晨 2 点半睡觉、上午 10 点 15 分起床的"夜猫子"，让他们在三周时间里改为使用"云雀"的作息，然后考察会发生怎样的情况。

参与者被要求做出各种改变，包括比平常提前两三个小时上床睡觉，对闹钟做出相应的调整，并在工作日和周末保持相同的作息。他们还被要求每天都在同一时间吃午饭，晚餐时间则不得晚于 7 点。

三周之后，参与者的反应速度变快了，一天中最高效的时刻也从晚上提前到了下午。或许最重要的是，他们的健康状况也改善了，总体而言焦虑和抑郁程度均有所降低。

---

7 月 15 日　　　　　　　　　　　🆉 **睡眠时间：5 小时 46 分钟**

过去那些年间我的状况恶化的速度有多快，如今改善的速度就有多快。我曾以为有些事情自己永远无法再做到了，然而我现在正在做着这些事情，而且往往不费吹灰之力。

类似于"重新骑上自行车"的念头一个接一个地涌上我的心头，并被付诸实施，只不过，我还是太胖了，要是真骑上自行车，恐怕会踉踉跄跄，最后摔个结结实实。

我重新开始的事情包括：

- 开车：自从搬到父亲家后，我就再没开过车了。我先是丧失了开车的自信，眼睛做完手术后，又觉得自己可能会看不清楚。多次检查让我安下心来：戴上眼镜后，我的视力为 1.0。

- 乘坐公共交通出行：第一次重新步入伦敦地铁站时，我还以为自己会表现得不知所措，但当列车抵达站台后，我的条件反射便被触发了。我支起胳膊肘，眼睛死死盯住看中的座位，毫不留情地冲进去。整个过程让我体会到了巨大的快乐。这是大多数人习以为常的"正常"生活带给我的快乐 [1]。我实实在在地开怀大笑起来 [2]。

- 减轻体重：减肥真的挺难的，不是吗？毫无乐趣可言，极其无聊。不过我还是越来越瘦了，尽管速度可能不像希望中那么快。我得知这样称体重最有利：在清晨 5 点，光着身子，不戴眼镜，干着头发——因为湿漉漉的头发会更重。

- 做梦：我重新开始做梦了，不过需要说明的是，次数并不是很多。但每当我做梦时，梦中景象总是栩栩如生。

_____

[1] 来自未来的注解：这种快乐的感觉很快就消散了。
[2] 我也不再开怀大笑了，因为这样做会把其他乘客吓到。

今天发生的事给我提了个醒：别以为康复是理所当然的，我还是得多加小心。

我答应了朋友 K 和 J，今晚去伦敦金融城里一处时髦的地段吃晚餐。K 要从伦敦的另一头赶过来，而 J 就在附近工作，下班后会直接去餐厅。出行这件事已经不再令我感到困扰了，毕竟我要做的就是安坐在列车里。但是对于光靠自己能否找到这家陌生的餐厅，我感到有些紧张。K 提出和我在利物浦街站的检票口碰头，走完最后一段路。

但是，发生了意外状况，导致 K 迟到了 25 分钟。通常情况下她都非常靠谱，但由于伦敦地铁站不设前台，她没法通知我最新情况，我也联系不上她。

在检票口晃荡了一刻钟之后，我开始有些烦躁了。此时正值晚高峰，下班的人潮来势汹汹地漫过自动扶梯，朝我涌来。我给 J 打了电话。她之前在等位，此时已经被服务员引导到座位上坐下了。她劝我给 K 发短信，就说我先走一步，自己去餐厅了，还告诉我可以通过手机地图导航。但我根本不知道谷歌地图是什么。

离开检票口，来到利物浦街站的大厅里，我感到惊恐不已。9 年来，我从未见过这么多人。他们和全世界赶着下班的通勤族一样，飞快地走着，从各个方向与我擦肩而过。我甚至没法通过换个"车道"来摆脱这些人群。

还记得希区柯克的电影《群鸟》（*The Birds*）中蒂比·海德莉

（Tippi Hedren）饰演的角色吗？我有些同情她了[1]。雪上加霜的是，我的眼镜还被摔坏了，导致我看到的景象愈发扭曲。

我开始感到不安。这种感觉和我在"失眠崩溃"初期坚持去上班时产生过的震惊感还不一样。事实上，现在这种感觉更恐怖。我当时真的可以说是"抓瞎"了，在绝望地找寻洗手间的过程中，我感到自己已经哭出来了。

洗手间外排着长队，站满了面无表情的商务人士与游客。于是我拔腿就走，转而寻找其他避难所。J给我打电话，询问我身在何处。当她听说我身处困境之后，便劝我先离开地铁站，可是我找不到出去的路。地铁站的结构令人晕头转向，我的大脑变得简直一片空白，根本没法动用理性来思考。

最终，J的耐心安慰让我平静下来，她还帮我找到了通往地面那一层的自动扶梯。我总算长舒了一口气。她又用温柔的语气郑重其事地对我说："现在看到那些移动的阶梯了吧？踩上去，等到了尽头再跳下来。"听到这番话，我不禁笑了出来。到了踏上城市街道的那一刻，我终于感到稍微自在一些了，但身子仍有些颤抖。于是，尽管距离约定的餐厅只需步行10分钟，我还是跳进了一辆出租车。

到了餐厅之后，我因朋友们如此漫不经心地对待我而感到大为光火。我点了杯红酒，一饮而尽，然后将空玻璃杯狠狠地砸在餐桌上。K终于到了，一个劲儿地向我们道歉，表示自己被家里的事耽搁了。我则

---

[1] 在《群鸟》中，海德莉饰演的角色遭到了一大群鸟类从四面八方的猛烈攻击。——译注

告诉她自己有多么生气。K 和 J 都面露愧色，说："我们本以为你已经恢复得很好了。但我们显然忘记了，对你来说这一切都很新鲜。"

我接受了她们的道歉，我们一起度过了一个愉快的夜晚。但这一插曲表明，尽管我的康复似乎惊人地神速，但至少就目前而言，我还处在进两步、退半步的状态。

8月10日　　　　　　　　　　😴 **睡眠时间：4 小时 30 分钟**

朝着朋友大喊大叫，让我感到有些内疚。我或许有理由生气，但我也知道，和从前相比，现在的我没那么有耐心了，情绪更容易波动。我还知道，造成这种现象的主要原因在于，我依旧十分疲惫。

ZZZ小知识

睡眠不足的危害

当一个人感到筋疲力尽时，好心情就会荡然无存，身体也会全神贯注于基本的功能——考虑今天轮到谁去接孩子放学、记得手机充电器放在哪里，显然都不属于这类功能。

如果你前一天晚上失眠了，大脑中负责调节情绪的杏仁核就会表现失常。换句话说，睡眠不足会把你变成一个反应过激、无视他人感受的三岁孩童。由此引发的冲突可能会给你的情感关系投下阴影。

苏珊·奎利亚姆（Susan Quilliam）是一位情感关系专家及教练。我在写稿时会征询她的意见，至今已经超过 25 年了。我也和她聊过这一问题，她说："和新的来访者见面时，我首先要做的事情就是询问他们是否在生活中面临一些实际问题，从而影响到了情感关系。通常情况下，当这些实际情况被厘清之后，那些更加情绪化的问题也就迎刃而解了。所以，如果某人的睡眠有问题，我会建议他先将这些问题梳理清楚。"

　　奎利亚姆也承认，对于失眠症而言，这件事往往是说起来容易做起来难。但是，对于睡眠不足会造成的危害，再怎么强调也不为过。她说道："你的愤怒程度和焦虑程度都会上升，解决问题的能力则会直线下降。你会陷入'猫鼬'模式，对危险充满了警觉。如果伴侣让你感觉受到了威胁，你的态度便会急转直下，做出防御性的反应。"要当心压垮骆驼的最后一根稻草，或是气头上的口不择言。

　　那么，应该怎么做呢？下面是一项非常实用的建议：

　　如果你发现自己正在与对方对峙，赶紧离开房间。不要只是在外头待个三五分钟，而是至少待上 20 分钟乃至半小时。只有经过这么长的时间，你体内的肾上腺素水平才会下降，然后你才能进行更加理智的对话。

　　奎利亚姆给出的建议是围绕着情绪调节展开的。走出"感觉模式"、转入"行动模式"，可能对你有利。如果你感觉自己和伴侣的关系正在恶化，请对自己说："一切都会好起来的，不过我需要暂时离开一会儿，做点其他事情。"然后就去做些能让自己平静下来的事情吧。这类事情可以非常简单，比如喝一杯茶、散散步，或是听听冥想应用程序。"我告诉客户，要形成自己的一套策略，然后把它写下来，到了气头上脑子转不过弯的时候，就把它读上几遍。"

假定你最后终究冷静下来了，接下来最重要的就是给伴侣留出足够的时间。也就是说，无论你有多疲惫，都要尽力坚持执行自己制订的任何一项社交计划。闷闷不乐地憋在家里，感到身心俱疲，会让你更容易与伴侣发生口角。出去透透气也有助于你分散注意力，不再感到那么筋疲力尽。

8月15日 💤 睡眠时间：5小时49分钟——还有免费试用产品！

我的工作进展良好，"失眠日记"专栏写起来很有意思。我说服编辑，让我对据说有助于改善睡眠质量的各种产品进行一番测评。

我不仅能够得到一大堆免费助眠产品，其中有些东西说不定还真能有点用呢，既能帮到我，也能帮到读者。我测评过的产品如下：

睡眠机器人

这款睡眠机器人看上去像是一颗巨大的灰色芸豆，让人看了就想要抱抱。它的使用方法是这样的：你将这个小家伙带到床上，他便会"抚慰你的身心，帮助你更快入睡、睡得更久，元气满满地开始新的一天"。

睡眠机器人没有令我失望。它身上还带着"出生证明"，我则决定称呼它为豆豆。关于如何使用豆豆，还有一份说明书，这让我的心不禁为之一沉。幸好，操作起来其实相当简单，豆豆果然开始呼吸了。

豆豆真是太可爱了。白天，当我工作时，它就一直坐在我身边。我会经常拍拍它，偶尔还会亲亲它。

到了晚上 11 点半的就寝时间，我便将这个塞了棉芯的机器人带到床上，不禁觉得这样做有些傻气。我关闭了"环境音效"这一选项，因为我并不喜欢鲸鱼的叫声。豆豆不动声色，令人安心。通过手机应用设定机器人的呼吸频率后，我们开始步调一致地呼吸。

我的睡眠时间实际上并未延长，但醒来后一睁眼就看到了豆豆，的确让我感到很开心、很满意。这就如同欧洲艺术电影里才有的超现实主义情节一般。

豆豆的缺点在于，其售价高达 500 英镑。

重力毯

重力毯已经在美国流行了一阵子了。它们被标榜为适用于一切疾病：从失眠症到焦虑症，再到注意力缺陷多动障碍，甚至对患有自闭症或阿斯伯格综合征的孩子都有效。我收到的毯子的宣传语是这么写的：该产品"旨在保暖，并为使用者提供压力，以模拟被抱住的感觉"。用科学术语来说就是，重力毯通过模拟"深度接触压力"来发挥作用。

我将毯子从盒子里抽出来，它足足有 13 斤重。今天可谓"压力山大"的一天，有一篇催得很紧的报纸稿件已经到了交稿时间。我步履沉重地躺到地板上，有些费力地将毯子一直拉到脖子。毯子的重量立刻让我放松下来。

最好这样来描述这种感觉：想当年，还是小女孩时的我，在泡过澡、听完睡前故事后，被紧紧地塞进了被子里，紧到我几乎无法动弹的程度，但又感到安心、有爱、平静、幸福。如今的我其实并不喜欢杞人忧天，可是盖着这条毯子的确令我感到不那么紧绷了。

这一年的晚些时候，我决定试试盖着它睡觉。我毕竟是个失眠症患者嘛。我吃力地将毯子搬到了床上，宛如襁褓中婴儿一般的感觉真是棒极了。而且此时正值深秋，我立刻就感到暖和了，便脱去了一件上衣。

盖着毯子睡觉的第一晚感觉有些奇怪和沉重，但从第二晚开始，我便发现自己连续不中断的睡眠时间变长了。通常我在夜间至少会醒来一次，然后在黎明时再度醒来。我不敢说自己的睡眠总时间变长了，但我感觉睡眠深度增加了——第二天我便能从中获益。

> **注：**到了夏天，在被子上加盖重力毯会有些热，而重力毯又不够大，无法单独使用，再加上我也不喜欢它的竹棉材质直接接触我的皮肤，于是这时我就不盖着它睡觉了。不过哪怕在 7、8 月份，我也喜欢在结束了一天的工作后，在毯子里裹上一会儿，在电视机前放松放松。推荐！

伴睡唤醒灯

某家大型电器公司给我寄来了一个外表光滑的花生形设备，就算把它摆在由著名设计师凯莉·霍彭（Kelly Hoppen）设计的家中，也不会显得违和。抛开极简主义的风格不谈，这盏灯的目的在于"在最后的 5

~ 60 分钟睡眠期间，或是在最后一个睡眠阶段，温柔地帮助你的身体做好醒来的准备"。它还有助于改善你早晨的"整体情绪"，令你的精力更加充沛。

我将闹钟定在清晨 5 点，差不多就是我平时自然醒来的时间。就寝时间则设定在凌晨 12 点半，比平常稍晚一些。这样一来，随着灯光渐渐产生作用，我真的很快便入睡了。或许我应该将闹钟调后至 6 点。不过，被一道和煦的"晨光"以及丛林中的鸟语唤醒，这种感觉真的挺好的。我喜欢这盏灯，肯定还会接着使用它。

与此同时，添置了这么多物件后，我的卧室显得有些拥挤了。是时候把豆豆赶下床了吗？

ZZZ 小知识

关于床上用品

床垫和枕头

名牌床垫数量惊人，并且各自都被取了名字。

按照营销人士的说法，你应该每 8 年就换一张床垫。不过这背后似乎并没有卫生方面的理由，只是为了让床垫公司能多赚些钱。

关于床垫，有这样一些颇有裨益的建议。Chemist4U 公司的药物主管詹姆斯·奥洛恩（James O'Loan）建议保持床垫的清洁。2019 年，我为了写稿采访了奥洛恩。他说："大多数人只注意床单，却忘记了清洗床垫。然而你应该把床垫彻底清洁一番，小苏打就是一种很好的清洁剂，然后还应使用真空吸尘器对床垫进行清扫。此外，最好能每月把它翻个个儿。"

对尘螨过敏的人则面临着不同的问题。伦敦埃维莉娜儿童医院儿童过敏科顾问医生亚当·福克斯（Adam Fox）教授表示：

清除尘螨是非常困难的。对尘螨粪便过敏造成的鼻塞、皮肤瘙痒等症状可能会严重影响你的睡眠。这就如同一整年都在得流感一样。应对这一问题的最佳方式是减少对这种过敏原的接触。

我建议患者购买闭合式床罩，将床垫整个包裹起来，这样做有助于隔绝尘螨。至于使用真空吸尘器清扫床垫的效果如何，研究数据很有限，不过这样做肯定没有坏处。

福克斯还推荐了 DermaSilk 牌睡衣，这一系列服饰能够缓解湿疹患者的症状。在此还要提醒一下那些仍然抱着毛绒玩具睡觉的人：泰迪熊可是著名的藏污纳垢之处，聚集着大量尘螨粪便。福克斯认为，从防止过敏的角度来看，这种情况可不妙："如果没有其他办法的话，就每个月用热水清洗泰迪熊一次。如果连这一点也做不到，就把泰迪熊在冰柜里放上一夜，也能起到同样的效果。"

床单

近来的一项调查显示，四分之一的英国人每月仅仅更换一次床单。研究报告指出："根据研究结果，同一条床单用 4 周，会导致你的睡眠环境比黑猩猩的窝更糟糕，细菌更多。"真是无语。

对此，詹姆斯·奥洛恩做出了以下回应："随着时间的流逝，床铺会变成细菌滋生的温床，这一点也不意外。床单的表面看上去可能还相当干净，因为这一面毕竟不会经常接触真正污秽之处。"

奥洛恩认为，不泡个澡或冲个澡就上床睡觉，会把床铺变成"细菌滋生的温床"。"让细菌在你的床上大量滋生，会引发花粉热乃至肺炎等并发症。"鉴于大多数成年人每天都会在床上待七八个小时，儿童则最多可能待上 12 个小时，直面这些卫生问题真的非常重要。

那么究竟应该多久清洗一次床单呢？"我建议每周清洗一次——在受调查者中，这样做的人占比为 28%。或者至少也要每两周清洗一次。"奥洛恩表示，"将洗衣机的水温至少设定为 60 摄氏度，并使用具有漂白作用的洗衣液。对枕套的清洗应更加频繁，因为枕套会直接接触面部、嘴巴以及其他敏感部位。"

奥洛恩还推荐使用一种抗细菌的布料消毒剂。"如今这些消毒剂已经相当便宜了，不到 5 英镑就能买到。在两次清洗的间隔期，隔几天就用消毒剂清洁一次床单，不仅有助于床单散发出清新的气味，还能够避免细菌滋生。"此外，还要确保将床单晾干，避免其湿漉漉的，因为湿润的环境同样有利于细菌滋生。

8 月 17 日　　　　　　　　　　😴 **睡眠时间：1 小时 24 分钟**

自从康复以来，我就几乎不曾做过梦，但也不曾遭遇过严重的失眠。可是昨天晚上，这两种现象都有幸发生了。借用法国人喜欢的说法，这是我一段时间以来的首个"不眠夜"，以下是对此的记录。

凌晨 1 点 34 分

我突然惊醒了。我刚刚做了一个恐怖的噩梦，梦中有个男子拿着砍刀袭击了我。我深陷恐惧和绝望之中，直到一位友善的医生承诺他能保住我的手臂。这位医生来自利兹，我并不知道为什么梦中会出现这个地方。

梦境中的感觉太真实了，令我震颤不已，以至于我并不确定自己还能不能重新睡着，或者还愿不愿意重新入睡——万一噩梦继续下去呢？于是我决定下楼。我播放了一首莫扎特的钢琴协奏曲，又泡了一杯绿茶。

凌晨 2 点

我给住在洛杉矶的一位朋友打电话，对她讲述了刚刚的噩梦。正沐浴在傍晚阳光之下的她对我经受的这一夜间创伤进行了分析，建议我试着再多睡一会儿。

凌晨 3 点 15 分

我又回到了床上。但过了大概 15 分钟，我还是感觉不到睡意，于是再次起床。我知道对于今晚而言，"游戏已经结束了"。

我上了一会儿网。身在海外的朋友和网友给我发来了许多信息，还有一些私信。知道在世界上的某个地方，总还有一些人醒着，这让我颇感安慰。当美国东海岸的夜晚来临，澳大利亚又迎来了午餐时分。

清晨 5 点

破晓时分开始来临。我泡了杯咖啡,烤了些面包片,又吃了几颗肥厚的蜜枣。我走进后花园,身着运动衫站在那里,双手轻轻捧着咖啡,不禁回想起了很久以前在电影院里看过的一段广告:在《我现在看清了》这首歌的伴奏下,一个小女孩做了和我类似的事情。

我在推特上提到了这段回忆,几秒内就有人回复了一个雀巢咖啡广告的链接。这则广告名为"日出",播出时间是 1988 年。

我又发了一条推特,询问网友他们最喜爱的早间歌曲是什么,然后请求亚历克莎为我播放。这些歌曲包括:

- 披头士的《太阳出来了》和《早安,阳光》;
- 比尔·威瑟斯(Bill Withers)的《美好的一天》;
- 歌舞剧《雨中曲》(*Singing in the Rain*)中的《早安,早安》;
- 凯特·史蒂文斯(Cat Stevens)演绎的《破晓时分》。

清晨 6 点半

我用多泡沐浴露好好地泡了一个热水澡。

早上 7 点

在挑选白天的行头时,我决定穿一件白色上衣,因为有位时尚记者曾告诉我,假如看上去很憔悴,白色能让你显得精神一点。尽管身边并没有其他人,我还是化了点淡妆,披上了昨天刚买的一条柔软、顺滑的围巾，因为这样能让我感觉好受些。我实在是疲惫极了。

早上 7 点 10 分

或许锻炼身体能让我更振奋一些，我决定出门去给外甥寄生日贺卡。呼吸呼吸新鲜空气，看看早晨的景色，总归是件好事。邮箱并不太远，于是我又快步走完了剩下的四分之三个街区。对于 8 月而言，今天的风算得上很大了，但也挺舒服的。活动活动肌肉可真好。

我差一点踩到一只我所见过的个头儿最小的蜗牛。

上午 8 点至 11 点 45 分

我给一些工作收了尾——我的脑子太累了，所以没道理去干什么需要逻辑思考的新活儿。我又刷了刷脸书和推特。我知道自己应该减少花在这上面的时间。我在线上和几位记者朋友聊了聊成年人对社交媒体的迷恋，我们一致认为，这的确是个问题。

中午 12 点

我去游泳了。在水中，失去自身的重量，舒张自己的肌肉，这种感觉简直太棒了。游完泳后，我在精神上远不像之前那么疲惫了。我就知道会是这样。

下午 1 点半

我赶上了曼城对西汉姆联比赛的下半场。我抱着笔记本电脑，一直看到比赛结束。足球比赛总是能令我感到放松。听几个不具威胁性的男人老生常谈地唠叨上 90 分钟，挺好。我怀疑不会有太多人赞同我的观点吧，尤其是西汉姆联的球员与球迷——他们输了个 0 比 5。

下午 4 点

现在我遇到大麻烦了。我实在太累了，脑子完全转不动。我没有理由去打盹儿——在我的一生中，只有我的宝宝们在白天睡觉时，我才曾在白天打过盹儿。而且外部因素导致的睡眠不足，与自身原因导致的失眠或噩梦，完全不是一码事。我开始担心，花这么大精力撰写与失眠相关的文章并思考失眠问题，恰恰会导致失眠。万一我的好运到了头，再次陷入长期失眠的境地，那该如何是好？我感到了不安和难过。

下午 5 点半

时间还早，可我已经饿了。于是我决定给父亲以及自己做晚餐。通常情况下，我会在这个时候喝一杯红酒或是兑了汤力水的杜松子酒。但由于感觉太糟糕，我也就没有心思这么做了。

烤三文鱼、橄榄油淋西红柿，以及红薯——这几道菜做得都很顺利。我短暂地振作了一会儿。

晚上 6 点至 8 点 22 分

一些琐碎的事情：看看周日的报纸，打一通电话，发发推特，再泡个澡。我虽然筋疲力尽，但仍然感到自己受到了支持并且很坚强。这与我患上严重失眠症的那些年间的感受是截然不同的。

晚上 8 点 22 分

是的，现在睡觉也太早了，可是我实在睁不开眼了。我一边上床，一边担心自己要多久才能睡着，甚至还能否睡着，而那个手持砍刀的男子是否还会在梦里找我的麻烦。然而……

……突然之间，已经是第二天凌晨 2 点 28 分了，我沉沉地睡了 6 个小时。对我来说，这种情况实在是不能更棒了，我非常满意！我没必要尝试再多睡一会儿了，因为对于这段日子以来的我而言，醒了就是醒了。

至少在今天，我的游戏又重新开始了。

8 月 23 日   睡眠时间：4 小时 15 分钟

我知道自己正变得越来越自信，因为我更换了社交媒体头像，还为发表在网上的一篇文章配了张近来拍摄的身形矮胖的照片。

我那位女性主义朋友对此很满意。

8 月 25 日   💤 睡眠时间：3 小时 24 分钟

一股史无前例的热浪于本周来袭。在这种天气下出门，就如同一头扎进了一道由又湿又热的毛巾组成的高墙。

对所有人来说，夜晚都极为炎热。不过我们这些失眠症患者却有些"幸灾乐祸"，因为这样一来，睡眠正常的人也能感受到我们时刻都在忍受的是怎样一种滋味了。而且听啊，那些强悍的"卧室勇士"也开始说三道四、唉声叹气了。

关于应当如何撑过闷热的季节，我有下列想法：

- **不要将睡衣放进冰柜里，或是穿着湿袜子上床。**人们似乎都喜欢这么干，但解冻之后，这只会让你感觉湿漉漉的。

- **不要尝试睡觉，**而是要想象你正在与一位美国影星一同度假。我的睡眠导师索菲·博斯托克说："你在什么样的情况下会享受躺在炎热的环境中，就想象自己身处那样的时间与地点，可以是现实的，也可以纯属虚构，例如一处你钟爱的海滩、池塘，或是日光浴场。周围有哪些人？你能听到怎样的声音？你会产生怎样的感觉？你可以通过这样的想象来分散注意力，摆脱当下的不适。即使你没法就此入睡，至少也可以享受一下，比如我就会选择和布拉德利·库珀（Bradley Cooper）一起晒日光浴。"

- **不要打盹儿，**因为这会扰乱你的昼夜节律。不过对南欧人而言，午睡却是有用的。

- **短暂地用凉爽、湿润的布料或是布料包裹着的冰块敷手腕、腋窝或腹股沟，**因为这些部位的血管距离皮肤表面最近。

- **如果你正在服用利尿剂，要去看医生，**这样才能确定在炎热的天气下应该喝多少水。

- **在卧室的电扇前摆上一盘冰块**。说到电扇，要确保你的电扇别像我的那样吱吱作响，吵得我只能在白天使用。为了算账，我在床上仔仔细细地整理好了许多收据，结果也被电扇吹乱了。

- **将你的宠物和伴侣赶下床**，因为动物和人又热、汗又多。与独自睡觉相比，两个人或一个人一只动物挤在一起，就会双倍地热，出双倍的汗。

- **整夜开着洗手间的灯**，因为你随时可能需要上厕所。某些专家认为，我们每天应该喝三升水。但美国的"今日医疗新闻"（Medical News Today）网站表示，一小时内喝水不应超过一升，否则就会引发低钠血症这种罕见但糟糕的疾病。你血液中的钠将被稀释，导致你感到极端不适。

- **装空调**。"绝对物有所值。"出生在英国、居住在洛杉矶的朋友 T 表示，"英国人似乎很抵触室内空气的流动。虽然我父亲总是抱怨天气炎热，我却始终没办法说服他买一台电扇，最后我自己买了一台电扇给他寄了过去。结果他高兴极了，甚至将电扇视作某种神秘的现代奇迹。相比之下，如果你装了空调，那么室外再热也没有关系了。今天我们这儿的气温达到了 38 摄氏度……但在我的公寓里，甚至还有点儿冷。而且有了空调之后，还用得着令人厌恶的洗衣－烘干机吗？还用得着淋浴吗？"

如何在冬天入睡

既然谈到了如何在滚滚热浪中入睡这一话题，那么在一年中最寒冷的那些夜晚，又该如何入睡呢？在冬天，我们会启动恒温器，穿上厚重的毛衣，坐在熊熊炉火前。但当我们在晚上蜷缩在被子里时，又该怎么办呢？索菲·博斯托克的建议如下：

关于如何在夏天入睡的信息往往更多，因为人们会认为，在寒冷的天气里，在温暖的家中入睡和保持睡眠都要更容易一些。但这种看法并不一定正确。

要想弄清两种极端天气条件下的睡眠状况，我们需要了解自己的昼夜节律，以及人体的体温在一天之内是如何变化的。我们会发现，在 24 小时之内，一个人的核心体温、心率、血压、激素分泌情况、反应时间以及心情，都会出现起伏波动。从生物学的角度，我们更适应在体温处于最低水平时，睡眠不会受到干扰。自然条件下，这种情况发生在破晓前的黎明。但更麻烦的是如何找出利于入睡的最佳温度。

首先从卧室开始。无论处在一年中的哪个时段，入睡的最佳温度都是 18～21 摄氏度。因此，整夜都开着暖气可能并不是个好主意。在不断吹着热风的酒店房间里，大多数人都会感到燥热和不适。我更倾向于在整个白天和晚间都关闭卧室里的暖气。哪怕冬天也是如此。

在入睡过程中，身体的核心部位会向末梢输送血液，这一过程被称为血管舒张。如果我们觉得太冷，这一过程就会停止。因此，就寝前泡或冲个热水澡是个好主意。相反，冲凉或冰浴会对身体造成过大的压力，桑拿则会导致核心体温过高。一份发表于 2019 年的研究综述根据 13 项研究的结果提出，在就寝前的一两个小时内加热身体至少 10 分钟，有助于将睡眠潜伏期——即入睡所需的时间，缩短 10 分钟。

在脚边放个热水袋，或是穿上保暖袜，同样能有所帮助，不过最好还是要避免让床铺过热。例如，不应整夜都开着电热毯。如果你感觉到太热了，深度睡眠就会受到干扰，你可能会被唤醒。你最有可能在后半夜的快速眼动睡眠阶段醒来，因为这时你调节体温的能力会比较弱。

合适的温度至关重要，但在光线较弱的季节调整光照量，也同样重要。美国睡眠问题专家迈克尔·布鲁斯（Michael Breus）表示：

晒太阳有助于你在整个冬天保持安稳的睡眠状态和更加积极的心态。光照会抑制褪黑素的生成，并刺激皮质醇的分泌，这种激素能够令一个人的行为变得活跃。这将使得你在白天精力更加充沛，在夜间则更易入睡，并且通过睡眠得到更好的恢复，精神焕发。

博斯托克则认为：

在冬天，许多人身体的内部节律会延后。你需要诱骗自己的生物钟重新开始运转。如果你觉得这一点难以做到，早起散步有助于增加运动和减少褪黑素的生成，从而让你清醒过来。

　　自从在利物浦街地铁站经历了那次惊恐发作之后，我出行时已经变得熟练多了，对人群也更加适应了。我曾独自一人前往爱丁堡，去伦敦市中心的次数更是多到数不清，一次意外也没有发生。事实上，我相当享受独自出行。

　　在别人看来，将纽约作为我状况有所改善之后首次出国游的目的地，未免有些过分。但纽约是全世界我最喜欢的地方，我很想再次看到它。"在恐惧中度过一生，相当于荒废了半辈子。"这句话是巴兹·卢尔曼（Baz Luhrmann）导演的电影《舞国英雄》（*Strictly Ballroom*）中的角色斯科特·黑斯廷斯（Scott Hastings）说的，巴兹真是太懂了。

　　不管怎样，感谢老天，我已经错过太多乐趣啦！此外，我有几位好朋友也都生活在那儿。

　　我还希望和那位友善的美国作家见见面——我们已变得相当亲密了。

　　但我不打算在本书中过多谈论这段新恋情。单从睡眠角度而言，我的情况还不错。事实上，我已经相当习惯于像个行尸走肉一样游荡了，因此，5 个小时的时差只是小菜一碟。

　　启程前往美国之前，我找机会向一位长途飞行专家打听了克服时差的秘方。

ZZz小知识

长途飞行员的睡眠心得

为了抵达充满异国风情的度假目的地，你不得不忍受长途飞行的邋遢与乏味。困扰你的，除了百无聊赖以及糟糕的食物之外，还有失眠以及穿越多个时区所导致的头昏脑涨——除了少数幸运儿或服用了药物的人，大多数人都会受此困扰。

那么，你所乘坐的航班的机长是如何保持头脑警觉、反应灵敏的呢？无论是否乘坐飞机，我们都能够将这些窍门应用到日常生活之中吗？我和英国航空公司的一位资深飞行员聊了聊。此外，和往常一样，就如何在短暂的生命中适应漫长的旅行，我还咨询了我的睡眠导师索菲·博斯托克的意见。

这些意见对于倒班工作者可能也会有所帮助。事实上，它适用于让你离开"睡眠舒适区"的多种情况。

查尔斯·埃弗里特（Charles Everett）机长担任英国航空公司飞行员已有 32 年。他目前驾驶的是最先进的 A350 空中客机。

假如你睡不着觉，也不要担心

查尔斯：我计划在被叫醒之前休息 4 个小时。如果我能睡着，那就太棒了。但这些年来我已经教会了自己，即使无法入睡，也不要感到焦虑。

博斯托克： 这一建议适用于所有人。对于入睡而言，最大的敌人就是过度努力尝试入睡。如果你清楚自己也许只能放松一下，那么即使睡不着，这样做仍有助于减压和改善心情。

在觉得饿时进食，在觉得困时睡觉

查尔斯： 对于长途飞行生活方式的各种复杂习惯会造成什么样的影响，人们很容易想太多。相比之下，我更喜欢随遇而安。不过在执行飞行任务的那段时间，我一般会吃得比较清淡：沙拉配白肉，牛油果或鸡蛋配烤面包片；全天以及飞行过程中会喝很多水。

博斯托克： 这是一个很棒的建议。倾听你身体的声音，不要在你并不感到疲惫时勉强尝试睡觉，这样可能会适得其反。关于饮食问题，在任何时候健康进食都很重要，当身体因睡眠不足而感到压力时，就更重要了。尽量避免在午夜吃东西，因为按照生物钟，这时你代谢食物的能力比较弱。此外，保持水分也是至关重要的。

以你喜欢的方式锻炼身体

查尔斯： 有些年轻的同事追求冒险，例如喜欢风筝冲浪，还有人喜欢做瑜伽或普拉提。我则喜欢徒步，尤其是去加利福尼亚州徒步。这既是一种很好的锻炼方式，也是一种社交行为：总是会有驴友愿意与你结伴同行。

博斯托克： 睡眠与锻炼之间存在相互促进的关系。经常锻炼身体能增强你的自然睡眠动力，并释放压力；优质睡眠则会让你精力充沛，变得活跃。锻炼身体还会向你的生物钟发出这样的信号：到了该保持清醒的时候了。

不要在重要的日子前夕饮酒

查尔斯： 按照规定，飞行员的血液中不得含有一丝酒精。我在执飞前一天的晚上从不饮酒，这不仅是因为飞行员随时都有可能接受随机抽查，更因为酒精作用会导致我睡不好觉。

博斯托克： 如果第二天一早的某件事令你感到焦虑，你自然会希望喝上一杯。一旦两三杯酒下肚，与坚持只喝矿泉水时相比，你的睡眠质量就会变差，醒来后也会更加疲惫和虚弱。

清理你的"精神收件箱"

查尔斯： 有位朋友曾建议我："对于一封电子邮件，除非你要处理或者删除它，否则就别打开。"我并未一直照做，但确实发现，完成任务有助于提升睡眠质量——哪怕只是鸡毛蒜皮的小事。让我举例说明一下：我在完成飞往迪拜的航班后可以休息两天，但需要撰写飞行报告。我本可以将这件事拖一拖，但我还是希望尽快完成，以便当晚就能无事一身轻。

博斯托克： 有些人喜欢在就寝前列好"明日要务"清单，这样一来，他们就不必老是惦记着这些事情，导致头脑中总在嗡嗡作响了。

米兰达： 看到没有？清单！

在凌晨 3 点时接受自己的局限性

查尔斯： 比如说，在飞往美国西海岸的航班上通常会安排一名机长和两名副驾驶，有时候还会安排三名副驾驶。飞行员会轮流工作，分别驾驶大约 6 小时，休息 3 小时。我们会给予彼此大力支持。经验告诉我，凌晨 3 点或 4 点这一"昼夜节律低潮期"是最艰难的时刻。我曾考虑过靠着咖啡撑过这段时间，但现在我已经理解并接受了自己的感受，会请求同事在我需要帮助时施以援手，然后我也会投桃报李。

博斯托克： 我们发现，在"昼夜节律低潮期"，想要保持清醒是最难的。这时你的体温会自然而然地降至最低水平，而且你已经在前一天积累了相当多的睡眠压力。假如你需要保持警觉，打个 10 ~ 20 分钟的盹儿将有助于让你振作起来。

不要依赖咖啡因

查尔斯： 要想让自己迅速清醒过来，我会去洗把脸，喝上一杯茶，通常是薄荷茶、柠檬茶或姜茶。然后我会在驾驶室的后方站上一会儿，直到自己足够清醒、能接管飞机为止。

博斯托克： 咖啡因含量很高的饮料会掩盖自然睡眠动力，这样一来，你就无法根据自己的困倦程度来判断是否需要休息了。我们的英航机长又提出了一条很好的建议。

　　也许你会很开心得知这一点：我去探望那位美国作家的过程相当顺利。

　　不过，这次旅行之所以令我感到高兴，原因还不仅仅在于新恋情得到了巩固。"失眠崩溃"之前的我可能会对独自飞往纽约感到犹豫不决；处于长年失眠状态时的我则会认为，哪怕只是向我提出进行这种旅行的可能性，你也一定是疯了。

　　然而，重新找回睡眠的我却热爱着这趟旅程中的每一秒钟。

　　举例说明我都热爱哪些事情吧：天亮之前，在黑衣修士站买一杯咖啡，一面注视着伦敦城迎来破晓时分，一面等待机场快线列车的到来；猜测列车上同行旅客的目的地；每小时仅仅检查 5 次护照是否装进了包里，而不是像通常那样检查 20 次；独自搞定登机流程——过安检、找到登机口、连上机载无线网并为此兴奋不已。哪怕那位友善的美国作家并未现身，也不要把这当成世界末日，而是制定好应急方案，以防万一。事实上，他的确现身了。

　　我甚至还没有说到在市中心畅饮的马丁尼酒，在苏豪区享用的晚餐，在高线公园的漫步，踩着一架电动滑板车绕着布鲁克林飞奔，然后在拉斯多特斯小吃店吃些百吉圈和腌三文鱼。接着举例吧：当那位作家有事要忙时，自信满满地独自享受在威廉斯堡度过下午时光；在共度多日之后道一声别，但仍然开心相信，我们还会再聚；甚至还包括在回程的航班上，一个人"霸占"三个座椅，小憩几个小时。

我之所以热爱这一切，原因在于：这就是自由，这就是生活，这些就是找回睡眠以及重回单身所给予我的馈赠。这就是我的觉醒。

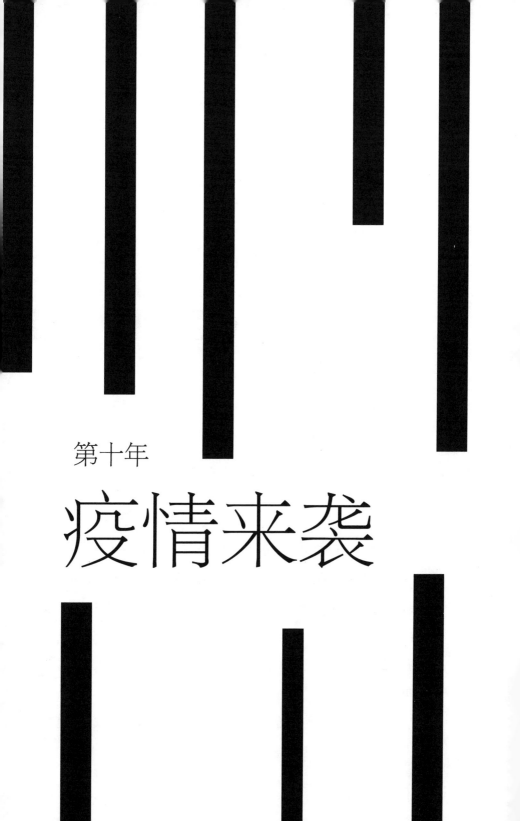

第十年

疫情来袭

我恢复到了不错的状态，如今已有一年多了。我的生活已经基本重回正轨。当英国首相鲍里斯·约翰逊红着双眼郑重宣布因新冠疫情实行"停摆"时，我刚刚结束了又一次纽约之行。听到这个消息，我浑身直打战：是啊，新冠疫情现在变得很严重了。

不过我当即产生的自私想法却是：这会对我的睡眠产生什么样的影响呢？

鉴于一场家庭危机便导致我在近10年里无法入眠，那么面对一场席卷全世界的灾难，我能有多大机会幸免于难呢？

有意思的是，我倒是并不特别焦虑。不过，现在似乎正是重新考虑失眠症认知行为疗法的时候。

而且在这段除了买菜和每天散一次步之外，连出门都不被允许的时期，有规律的作息势必会发挥至关重要的作用。以下便是我的作息安排：

大体而言，我会在BBC广播四台的《今日》（*Today*）节目开始时醒来，然后刷刷社交媒体，泡个澡，干些活，在饭点吃些东西，并保证自己完成了被允许进行的每日一次锻炼项目：在附近的田野里至少散步20分钟。新鲜空气真的非常重要。在秋天、冬天和早春，日照时间会缩短，昼夜节律也会因此受到影响，导致生物钟无法将我们彻底唤醒，于是我们便更有可能在第二天晚上睡不踏实。

我的晚间作息从傍晚开始。一位睿智的心理咨询师曾建议我回想自己的孩提时代，或是我刚生了宝宝的那个时候。"当时的作息安排是这样的：喝早茶，慢悠悠地玩会儿游戏，泡个澡，喝热饮，听或讲睡前故事。成年人也需要建立一套属于自己的类似作息。"我的安排包括：喝一杯红酒——好吧，其实是两杯，看一会儿电视，刷刷社交媒体或是打电话。

我喜欢上了做饭。做饭有点像是心理治疗：我整天坐在电脑前时，使用的是大脑的一部分区域，做饭时则会动用不同的区域。晚些时候，我会再泡个热水澡，洒些泻盐，点上香熏蜡烛，并且**坚决不看《十点新闻》**。

令人恼火的新闻会加剧焦虑情绪，绝对不利于睡好觉。我每天最晚会收看的新闻节目是《六点新闻》。不过现在我也已经开始避免收看这档节目了。

我加大了"限制睡眠"（见第 215 页）的力度。尽管名为限制睡眠，但其实并不是要对睡眠的总时长施加限制，而是限制待在床上做其他事情的时间，因为这些事恰恰会对睡眠造成干扰。于是，我直到午夜时分才会上床就寝，并在次日清晨 6 点左右自然醒来。夜间我至少会醒一次，并查看手机——这可是个坏习惯！但幸好随后我还能再次入睡。

事情不可能尽善尽美。只睡了 6 个小时的我时常感到疲惫，但与 18 个月之前的情况相比，已可谓是天壤之别。

　　今天凌晨 1 点半，我突然笔直地坐起，满身大汗。我刚刚从一场噩梦中惊醒，梦中的我被困在一台狭小的玻璃电梯里。四周的空间无比狭窄，电梯顶部离我的脑袋非常近，令我几乎动弹不得，也没有空气可以呼吸。一周之前我还做过另一个噩梦：我不停地试着给男友打电话，希望他能帮助我摆脱某种威胁，但并不知道具体是哪种威胁，然后我每次都拨错了号码，一连错了几百次。这两场噩梦令我深感不安。

　　在"和平时期"，我经常会做梦，有些梦很美好，有些则不然（见第 233 页我遭到砍刀袭击的噩梦）。不过在新冠疫情暴发后，我的梦似乎变得更加鲜活、具体了。

　　我询问朋友们是否有类似的经历，他们几乎都给出了肯定的答复。其中有些人的梦境相当超现实，令人捧腹。举两个例子："我昨天晚上梦到朋友把她的丈夫缩小到了婴儿那么大，走到哪里都带在身边。""我们都前往苏联的某个假日营地度假，结果碰巧遇到了英国女演员凯特·贝金塞尔（Kate Beckinsale）。她告诉我她和我的丈夫仍有婚姻关系，还因为没收到 2800 万英镑的分手费而大发雷霆。"

　　一位有着左翼倾向的点头之交梦到自己与鲍里斯·约翰逊有了私情，不过只是为了让政府垮台。

　　不过，大多数朋友都表示自己的梦境以家庭生活为原型，似乎流露出了沮丧、焦虑或恐惧的情绪，例如：死活找不到牙刷；坐在一辆超速行驶、失去控制的车里；或是要在毫无准备的情况下参加一场考试。我认识的一位主编表示："我梦到自己上班迟到了，还和老板发生了冲突。梦境非常生动，做这个梦时，我感觉自己有一半是清醒的。当我真的醒来后，花了好一阵子才弄清那究竟是梦还是现实。"

这究竟是怎么回事？难道所谓"停摆"纯属想象，鲍里斯会像博比·尤因（Bobby Ewing）那样从淋浴间里走出来，告诉我们一切都只是一场梦？[①] 更有可能的情况则是，在我们的大脑中正在发生某种有趣的事情。

ZZZ小知识

解读梦的意义

对梦境的科学解释

来自伦敦盖伊医院的盖伊·莱施齐纳是一位睿智的神经科医生。关于噩梦以及其他种种有趣的夜间冒险，他无所不知、无所不晓。他表示：

科学家相信，梦境出现在"活跃的"快速眼动睡眠阶段，而不是"正常"睡眠阶段。处于快速眼动睡眠阶段的人的脑电波看上去和清醒时几乎别无二致。我们在轻度睡眠阶段做的梦是些零散的片段，但在快速眼动睡眠阶段，它们往往具有更加完整的叙事结构。

---

① 博比·尤因是美国电视剧《家族风云》（*Dallas*）中的一个角色，在某个场景中，他从淋浴间走出，告诉观众此前的剧情其实是一场梦。——译注

睡眠科学家提出的假设是，自从"停摆"开始以来，我们不必出门上班或是接送孩子上下学，于是快速眼动睡眠的时间也延长了。快速眼动睡眠大多发生在后半夜。在过去，大多数人都处于睡眠不足的状态，在自然醒来之前便被闹钟吵醒。而现在，许多人不必再早起了，于是快速眼动睡眠便延长了。如今我们都在试图弄清世界的状况。被扔进这样的新环境之中后，我们会努力挣扎着去弄明白自己在其中所处的位置。每天24小时不间断的新闻报道只会雪上加霜。你没法做到两耳不闻天下事，不关注任何新闻。但重要的是，要找到平衡点。

　　平常，我们通常会专注于起床和出门，因此不会记下自己做了怎样的梦。如今我们有时间回忆、谈论并记录梦境了。

　　有人说自己体验到了令人愉快的超现实主义梦境，也有人声称自己压根儿没做过梦，但许多人现在做的都是噩梦。不过，这也许并不是一件坏事。做梦相当于一种夜间治疗，这是正常现象，并非病态。患有创伤后应激障碍的人经常会在夜间惊醒，导致他们无法恰当地处理自己的情绪体验。在新冠疫情期间，某些人的确可能遭受创伤，例如那些奋战在一线，每天都会目睹死亡的人；但大多数人只是会被一个模糊的、看不见的幽灵折磨，这会引发焦虑，而不是急性悲痛。

　　那么，我们能够控制自己的梦境吗？我们无法彻底控制，但可以减少焦虑情绪。想着那些能让你感到放松的事情，无论是通过冥想，还是通过正念。锻炼身体、保持基本的睡眠卫生，包括限制咖啡因摄入量，不饿着肚子就寝，保持规律的睡前作息习惯，以及避免收看晚间新闻，都会有所帮助。

不过莱施齐纳认为，在后疫情时代，我们可能会继续做古怪的梦。"工作不安稳，加上依旧存在的健康风险，可能导致焦虑情绪虽有所缓解，但会持续存在。为将来更多有趣的夜晚做好准备吧。"

常见梦境的意义

"对梦境的解读并不具备强有力的科学基础。"盖伊·莱施齐纳表示，"关于你的生活，梦境也无法告诉你任何特别的东西。"

不过为了好玩，还是在此列举几种摘自互联网的常见理论：

- 梦到牙齿脱落：表示你对自己的外表以及其他人对你的看法感到焦虑；

- 梦到被人追逐：表示你正在逃避生活中某件令你感到恐惧与焦虑的事情；

- 梦到找不到卫生间：表示你在某些情况下难以表达自己的需求；

- 梦到在公共场合赤身裸体：表示你无法"找到自我"，或是遭受了错误的指责；

- 梦到没有为考试做好准备：表示你对迈向人生的下一个阶段缺乏信心与能力。似乎每 5 人中就有一人曾做过这种梦。

后记

我的近况

在本书的写作接近尾声时，我们依旧身处新冠疫情导致的"半停摆"状态，并且面临着不确定的未来。感谢各位睡眠之神，我在自己的公寓里表现得还不错。

另外一些美妙的事情包括：

工作： 这本试水之作进展顺利。我还在定期为多家全国性报纸、杂志和网站进行写作与编辑工作。

药物： 我按照自己确定的速度，戒断了剩下的药物。就目前而言，我正在接近戒断普瑞巴林的终点，不过我知道，心急吃不了热豆腐。我仍在服用佐匹克隆。有人可能会据此认为我在耍赖、仍然是个瘾君子，但我才不在乎呢！

饭要一口一口地吃，药要一种一种地戒。我会戒断佐匹克隆的，不过要按照我自己确定的时间表。我还在服用抗抑郁药物曲唑酮，还没下定决心该怎么对付它。出于迷信的原因，我不想节外生枝；而且，有什么必要着急呢？我现在神志清醒，开心，健康，富有创造力。不过我猜，人们总是会惦记……

我的体重：我在这方面的表现同样很好。我目前介于因为服用奥氮平而变成的那个庞然大物和理想体重之间。我的进展并不惊人，但很平稳。我其实并没有限制自己的饮食，只不过是吃得更健康些，并且经常锻炼身体。我依旧在接受 K 教练的指导，最喜欢的项目是穿戴着护垫打拳击。重重击打某物的感觉简直棒极了，既能健身，又有助于释放沮丧情绪，让你在精神上产生满足感。我感到身强体健。我很清楚，自己的体重再也不可能回到当年的 95 斤了。

"风尚"：我又开始打理自己的外表了，并且欣然接受了美甲文化。如今，我穿上高档品牌不再显得违和，也能挣一些钱购买更漂亮的衣服了。尽管我真的很喜欢在玛莎百货买的日间绸子睡衣。

噢，还有靴子和鞋！我又重新爱上它们了。在运动商店购买的那双带有粉色装饰和魔术贴的运动鞋还待在鞋柜里，作为对我一路走过的漫长路途的见证。蔻依牌手提包则升级成了新款名牌手提包。

回馈：接受了我的采访之后，改变-成长-生活 REST 服务机构的经理梅拉妮·戴维斯邀请我每周为这家机构从事几个小时的志愿工作，如今我正在欣然这么做。

那份该死的人格障碍诊断：我完全忘了这件事，直到采访了萨米·蒂米米（见第 93 页）。我给全科医生打了电话，她表示这一诊断仍然保留在我的病历里。她有些不情愿删掉这则记录，于是我便建议她读一下其他心理医生做出的新诊断。现在她已向我保证，这则记录已经被删掉了，没有留下一丝痕迹。但这则插曲揭示了，如果你自己不努力争取，那么这些讨厌的标签就会一直贴在你身上。

家人与朋友：几乎所有老朋友都回到了我的身边，外加几位可爱的新朋友。在写作本书以及相关新闻作品期间，我还结识了一些令人赞叹的专业人士。

我终于离了婚。考虑到我们经历过的一切，我和孩子们恐怕永远无法建立起通常那种母子关系了，不过我们之间的关系仍令我感到快乐，并且还在不断改善。可惜的是，我没法将婚纱传给女儿了——在"失眠崩溃"的第五年，它被我的私人心理健康教练扔掉了——不过女儿还是得到了我那件价值 400 英镑的皮夹克。

我和那位友善的纽约作家之间的关系还在持续升温。

自我发展：如果现在让我填写复健诊所里那张空白的感恩清单，我会把正反两面全都写满，然后再要一张纸。

自从"失眠崩溃"以来，人们总是对我说，我的共情能力变强了。与从前相比，我能够更加真切地感受到他人的喜悦与悲伤。我不确定这是因为年龄的增长，还是因为我亲身经历了种种痛苦。

我并不完美，也不是圣人。我依然很没耐心，在急着说出自己的想法时还是会打断他人，我还感到自己已经失去了太多时间，这些都会导致我显得很粗鲁。顾影自怜、不必要地加戏与伪装会把我惹恼，后者尤其如此。

不会自嘲的人让我感到讨厌，"能量吸血鬼"亦然。

"无所畏惧"不适合形容我——有谁不曾感到恐惧呢？但我的确不那么在乎他人怎么议论我了，至亲之人除外。我也不再记仇了。一位心理咨询师告诉我，他感觉我"在经历创伤之后成长了"。这番话有些道理，听上去也让我很受用。

我实现了逆袭。

我在低谷期错过了社交媒体的大爆炸，于是花了一段时间才习惯匿名网络键盘侠的互喷，意识到不应为了逞一时的口舌之快而说出日后可能后悔的话。有好几次我都被气出了内伤。如今，我在大多数情况下都会一走了之。

我热爱脸书。我那两个十来岁的孩子总是问我，我是否觉得自己"有问题"。我想，或许是对 21 世纪成瘾吧，或者我更应该使用"依赖"一词？

在我身上究竟发生了什么？

我咨询过各路专家，既包括了解睡眠的专业人士，也包括了解我的亲朋好友。每个人都给出了不同的解答。

有些人认为，婚姻的终结导致我患上了创伤后应激障碍，或者是我在失眠之前就已患上了抑郁症。总之，是心理健康问题导致了失眠，而不是反过来。

对这两种意见，尤其是后一种，我难以苟同。人不可能在一夜之间患上抑郁症：我在 7 月 15 日明明还状态良好，但在 7 月 16 日从前夫那里得知坏消息之后，马上就垮掉了。而且，一段婚姻的终结算得上是"创伤"吗？或许对我而言的确是吧。

萨米·蒂米米的看法颇有道理。他认为我对这起痛苦的生活事件做出了"正常的、可以理解的"反应（见第 92 页）。他提出，失眠本是一个反应，随后变成了问题本身。是我自己把小问题变成了大问题。此外，盖伊·莱施齐纳认为，睡眠是"多种因素综合作用的结果，包括生理因素、神经因素、心理因素以及环境因素"（见第 188 页）。这种观点同样适用于我。只有在彻底改变了所有这些因素之后，我才可能迎来康复。

我不仅需要收拾和整理残片，还需要找到新的片段，并在此基础上重建生活。

此外，还必须考虑药物的作用，尤其是苯二氮䓬类药物。我个人的判断是，医生太过轻率地让我服用这种药，剂量太大，服药时间太长，然后情况就变得一发不可收拾了。复健诊所的经历是一场灾难，因为那家诊所对我的具体问题缺乏认识，他们在帮我摆脱苯二氮䓬类药物时太过着急了。后来，我独自完成了这项任务，但戒断速度还是过快。

我几乎确信自己曾患上戒断后综合征。希瑟·阿什顿简洁地将其定义为"与使用苯二氮䓬类药物直接或间接相关的各种药理学与心理学因素综合作用的结果"。乔安娜·蒙克里夫的《直言不讳的精神病药物导论》一书对此有着精彩的论述，我在第 141 页引用了部分相关内容。改变－成长－生活 REST 服务机构的梅拉妮·戴维斯说得也很好（见第 126 页）。

当然了，归根结底，我永远也无法弄清这些问题的答案究竟是什么。如今我的当务之急是避免重蹈覆辙。我并不确定自己能否做到这一点。因为我并不是在之前犯下了一个显而易见的错误，现在只要吸取教训就行了——真要说我应该避免什么错误的话，或许就是再也不要服用苯二氮䓬类药物了。继续服用抗抑郁药物或许能够为我提供某种保护。不过在"失眠崩溃"发生时，我已经在服用曲唑酮了，虽然剂量很温和。我在随后的多年间继续服用这种药，而且剂量要高得多，但也并没有产生明显的效果。

与其说我是因为服用药物才迎来了康复，不如说尽管我在服用药物，但仍旧迎来了康复。

我想，有三件事帮助了我：

- 首先是有关饮食和锻炼身体的"入门级"建议。这些内容听上去都是老生常谈，然而贵在执行。切忌不可口头上对理论全盘接受，实际上却仍然保持着旧习惯。如果你吃得很好并加大运动量，白天的心情毫无疑问会变得更好，精力也会更加充沛。这二者都有助于改善睡眠。

- 其次，如果一定要推荐一款助眠产品，我会选择重力毯（见第228页）。它的确既有助于保暖，又有助于让我在秋冬季节睡得更沉。

- 最后是失眠症认知行为疗法的各项规则。在写作最后这几段话的前一天晚上，我的睡眠多次中断。原因可能在于，我知道自己正在接近本书的终点，于是变得相当激动；也可能在于，受到已取得成就的鼓舞，我把普瑞巴林的剂量下调了几毫克，而减少药量的副作用之一正是——失眠。哈哈！

我直到凌晨 2 点才睡着，又做了个噩梦，在 3 点半被惊醒。原本我或许会感到恐慌和绝望，但实际上并没有。我只是走到楼下，给自己泡了杯热饮，端着它回到床上，又找了本书来读。"别把小问题变成大问题。"我在寂静的深夜里大声说道，这是萨米医生曾经对我说过的。

正如索菲·博斯托克常说的那样，我的睡眠压力积累起来，又开始感到疲惫了——我几乎需要抵御这一阵倦意，因为我正看书看到兴头上。不管怎样，到了 4 点我还是睡着了，一直睡到了 5 点半。接下来的一觉更是睡到了早上 7 点。总计睡眠时间为 4 个半小时，达到了 4 小时法则的要求。

总体而言我想说，与"失眠崩溃"的第一年相比，我的情绪复原力更强了。尽管你不得不承认，婚姻的突然终结的确是件大事，也是此后一切经历的导火索，但这绝不意味着由于害怕重蹈覆辙，我不会再全身心地去爱。除了一位爱侣，我还同许多人产生了深切的情感共鸣。心碎不过是生活的一部分而已。

我热爱每一天，以及与之相伴的小小乐趣。诚然，灾难可能就在各个角落里潜伏着——在 21 世纪 20 年代初，全世界目睹这样的场景难道还少吗？诚然，形势也可能再度急转直下。但同时，或许也存在一丝机会，这一切并不会发生。

以下是我感到彷徨时对我有所帮助的一些金句：

在恐惧中度过一生，相当于荒废了半辈子。

> ——巴兹·卢尔曼的《舞国英雄》

只要一直走下去，没有哪种感受是最终的。

> ——赖纳·马里亚·里尔克

请翻到下一页。

> ——新冠疫情时期声名鹊起的克里斯·惠蒂（Chris Whitty）

就今天而言，我做得太棒了。

> ——十二步康复计划，略加修改

让我们继续吧！

> ——我

2021 年 1 月 13 日

💤 **睡眠时间：7 小时 20 分钟（一口气睡了 6 小时，又小睡了 80 分钟）**

我达到我的黄金睡眠时间了。

我瞟了一眼闹钟，揉了揉惺忪的睡眼，又惊又喜。我吩咐亚历克莎打开 BBC 广播四台。当老主播多米尼克开始用催眠般的声音播报商业新闻时，我翻了个身，裹了裹被子，又睡着了。

致谢

值此谢幕之际，我要感谢那些支持过我，包容过我，试着让我坚持下去，帮助我重获新生……乃至帮助我坚持活了下来的人。

首先是我那棒极了的家人：我父亲劳伦斯·利维（Lawrence Levy）、莎拉·利维（Sarah Levy）医生和迈尔斯·利维（Miles Levy）博士、本和索菲、我迷人的孩子们，还有瓦莱丽姑妈、哈妮娅·库珀（Hania Cooper）和乔尔·库珀（Joel Cooper），以及各位家人。

还有JK。

朋友则要按照姓氏字母顺序排列，因为我没法给你们分个高下。如果我漏掉了某人，非常抱歉：Katalin Aradi, Justine Berkovitz, Lucie Chaumeton, Winnie Dhaliwal, Sean Guinness, Leah Hardy, Hermione Ireland, Rachel Morris, Alex Oldroyd, Becky Sheaves, Sam Sheril。

工作群成员：Tania Minkoff Allen, Kathryn Blundell, Rimi Atwal, Ellie Hughes, Jo Morrell, Jane Bruton, Lucy Dunn, Vicki Harper, Marianne Jones。还有促成各种"第一次"的女士们，她们帮助我完成了回归之后的首篇特稿，向我提出了开设博客的主意，后来博客演变成了专栏，专栏又演变成了一本书。她们是：Helen Carroll, Helen Foster,

Kathryn Knight。

感谢哈迪·赞巴拉吉（Hadi Zambarakji）医生拯救了我的视力。感谢卡西姆医生、米歇尔、辛哈医生和安东尼·斯通试图拯救我的心灵，并成了我的好朋友。感谢卡伦·利维森（Karen Levison）的严厉与阳光，还承受了我的拳击。

就本书而言，我首先要感谢我最初的英语老师琼斯先生，你启迪了我，还是第一个令我动心的人。感谢 TRJC，是你让我走上了享受阅读与写作的道路。然后是朱莉·伯奇尔，感谢你鼓励我、请我吃午餐，还带我去布赖顿的英国航空 i360 瞭望塔上观光。感谢马特·摩根（Matt Morgan）医生，除了拯救许多条生命之外，你还介绍我认识了你的来访者、棒极了的夏洛特·西摩（Charlotte Seymour），而她一直对本书满怀信心。感谢玛丽安·凯斯（Marian Keyes）和托尼·贝恩斯（Tony Baines）对我的支持与启发。感谢索菲·博斯托克为本书撰写推荐序，为我提供诸多建议，以及"以水为基础的被动性身体加热"这一窍门。还要感谢此前曾提及过姓名的所有专家为本书贡献的智慧与经验。

还要感谢八爪鱼出版社的斯蒂芬妮·杰克逊（Stephanie Jackson），你让我与一支非常出色的团队展开了合作：Ella Parsons，Juliette Norsworthy, Megan Brown,Hazel O'Brien, Kevin Hawkins and his team, and Caroline Alberti.

最后还要特别感谢《弦乐航班》的主演布雷特与杰曼，以及《零分至上》的主持人亚历山大和理查德。

参考文献

推荐序

Espie, C. A., Emsley, R., Kyle, S. D., Gordon, C., Drake, C. L., Siriwardena, A. N., ... & Luik, A. I. (2019). Effect of digital cognitive behavioral therapy for insomnia on health, psychological well-being, and sleep-related quality of life: A randomized clinical trial. *JAMA Psychiatry, 76* (1), 21 - 30.

Longstreth, W. T. J., Koepsell, T. D., Ton, T. G., Hendrickson, A. F., & van Belle, G. (2007). The epidemiology of narcolepsy. *Sleep, 30*(1), 13 - 26.

Morin, C. M., & Benca, R. (Mar. 2012). Chronic insomnia. *Lancet, 379*(9821), 1129 - 1141.

Pigeon, W. R., Bishop, T. M., & Krueger, K. M. (2017). Insomnia as a precipitating factor in new onset mental illness: A Systematic review of recent findings. *Current Psychiatry Reports, 19*(8), 44.

第一年　黑夜降临

关于失眠症

Dr Sophie Bostock, interview with author, November 2020.

Healthline (24 Jul. 2020). Everything you need to know about insomnia. Retrieved from www.healthline.com/health/insomnia

Lubit, R. H. (21 Aug. 2019). Sleep - wake disorders clinical presentation. *Medscape*.

Mayo Clinic (15 Oct. 2016). Insomnia. Retrieved from www.mayoclinic.org/
diseases-conditions/insomnia/symptoms-causes/syc-20355167

Roth, T. (2007). Insomnia: Definition, prevalence, etiology, and consequences.
Journal of Clinical Sleep Medicine, 3(5 suppl), S7 - S10.

Saddichha, S. (2010). Diagnosis and treatment of chronic insomnia. *Annals of
Indian Academy of Neurology, 13*(2), 94 - 102.

Sleep Foundation (4 Sep. 2020). Insomnia. Retrieved from www.
sleepfoundation.org/insomnia

Sleep Foundation (22 Jan. 2021). Women and sleep. Retrieved from www.
sleepfoundation.org/women-sleep

失眠症的医疗措施

Dr Sarah Levy, interview with author, June 2020.

7月21日

Sleep Foundation (14 Aug. 2020). Sleep hygiene. Retrieved from www.
sleepfoundation.org/sleep-hygiene

Sleep.org. What is sleep hygiene. Retrieved from www.sleep.org/sleep-
hygiene

UT News (19 Jul. 2019). Take a warm bath 1 - 2 hours before bedtime to
get better sleep, researchers find. Retrieved from www.news.utexas.
edu/2019/07/19/take-a-warm-bath-1-2-hours-before-bedtime-to-get-
better-sleep-researchers-find/

安眠药、抗抑郁药物与其他"助眠药"

Barnard, K., Peveler, R. C., & Holt, R. I. (2013). Antidepressant medication as
a risk factor for type 2 diabetes and impaired glucose regulation: Systematic
review. *Diabetes Care, 36*(10), 3337 - 3345.

Dr Sophie Bostock, interview with author, September 2020.

Fiore, V. (11 Sep. 2020). Antidepressants dispensed up almost a quarter in last five years. Chemist + Druggist. Retrieved from www.chemistanddruggist.co.uk/news/antidepressants-dispensed-almost-quarter-last-five-years

Grigg-Damberger, M. M., & Ianakieva, D. (2017). Poor quality control of over-the-counter melatonin: What they say is often not what you get. *Journal of Clinical Sleep Medicine, 13*(2), 163‐165.

Harvard Health Publishing (2019). Improving sleep: A guide to a good night's rest. A Harvard Medical School Special Health Report, 24‐27.

Healthline (25 Feb. 2020). Why withdrawal symptoms can be serious when someone stops taking antidepressants. Retrieved from www.healthline.com/health-news/antidepressants-physical-dependence-withdrawal-symptoms

Kirsch, I. (2014). Antidepressants and the placebo effect. *Zeitschrift für Psychologie, 222*(3), 128‐134.

Mind (Aug. 2016). Sleeping pills and minor tranquillisers. Retrieved from www.mind.org.uk/information-support/drugs-and-treatments/sleeping-pills-and-minor-tranquillisers/about-sleeping-pills-and-minor-tranquillisers/

National Institute for Health and Care Excellence (15 Jan. 2015). Hypnotics. Retrieved from www.nice.org.uk/advice/ktt6/resources/hypnotics-pdf-1632173521093

Public Health England (3 Dec. 2020). Prescribed medicines review: Summary. Retrieved from www.gov.uk/government/publications/prescribed-medicines-review-report/prescribed-medicines-review-summary

7月23日

Diamond, J. (2001). *Snake Oil and Other Preoccupations*. Vintage.

Preston, P. (1 Jul. 2001). Polished Diamond. *The Observer*. Retrieved from www.theguardian.com/theobserver/2001/jul/01/society

你究竟需要多长时间的睡眠

American Psychological Association (May 2020). Why sleep is important. Retrieved from www.apa.org/topics/sleep/why

Dr Sophie Bostock, interview with the author, July 2019.

Capuccio, F. P., D'Elia, L., Strazzullo, P., & Miller, M. A. (2010). Sleep duration and all-cause mortality: A systematic review and meta-analysis of prospective studies. *Sleep, 33*(5), 585 - 592.

Centers for Disease Control and Prevention (2017). How much sleep do I need? Retrieved from www.cdc.gov/sleep/about_sleep/how_much_sleep. html

Consensus Conference Panel, Watson, N. F., Badr, M. S., Belenky, G., Bliwise, D. L., Buxton, O. M., ⋯ & Tasali, E. (2015). Recommended amount of sleep for a healthy adult: A joint consensus statement of the American Academy of Sleep Medicine and Sleep Research Society. *Journal of Clinical Sleep Medicine, 11*(6), 591 - 592.

Harvard Health Publishing (Aug. 2019). How much sleep do we really need? Retrieved from www.health.harvard.edu/staying-healthy/how-much-sleep-do-we-really-need

Sleep Foundation (31 Jul. 2020). How much sleep do we really need? Retrieved from www.sleepfoundation.org/how-sleep-works/how-much-sleep-do-we-really-need

University of Warwick (May 2010). Short sleep increases risk of death & over long sleep can indicate serious illness. Retrieved from www.warwick.ac.uk/newsandevents/pressreleases/short_sleep_increases/

转诊精神科

Mind. Drugs and treatments. Retrieved from www.mind.org.uk/information-support/drugs-and-treatments/

Mind (2016). Psychiatric medication: Drug names A - Z. Retrieved from www.mind.org.uk/information-support/drugs-and-treatments/medication/drugnames-a-z/

Mind (2016). Psychiatric medication: What is psychiatric medication? Retrieved from www.mind.org.uk/information-support/drugs-and-treatments/medication/about-medication/

Dr Sami Timimi, interview with author, June 2020.

从暂时的失眠到慢性失眠症

Dr Sophie Bostock, interview with author, December 2020.

第二年 辗转难眠

3月15日

Afaghi, A., O'Connor, H., & Chow, C. M. (2007). High-glycemic-index carbohydrate meals shorten sleep onset. *The American Journal of Clinical Nutrition, 85*(2), 426 - 430.

Gangwisch, J. E., Hale, L., St-Onge, M. P., Choi, L., LeBlanc, E. S., Malaspina, D., ... & Lane, D. (2020). High glycemic index and glycemic load diets as risk factors for insomnia: Analyses from the Women's Health Initiative. *The American Journal of Clinical Nutrition, 111*(2), 429 - 439.

NHS (16 Jul. 2019). Overview: Cognitive behavioural therapy (CBT). Retrieved from www.nhs.uk/conditions/cognitive-behavioural-therapy-cbt/

关于自杀念头

Mind (2020). Suicidal feelings. Retrieved from www.mind.org.uk/media-a/6164/suicidal-feelings-2020.pdf

Rilke, R. M. (1996). Go to the limits of your longing. In: Macy, J., & Barrows, A. (trans.). *Rilke's Book of Hours: Love Poems to God*. Riverhead Books.

第三年 衣带渐宽

失眠对生理健康的影响

Dr Sophie Bostock, interview with author, July 2010.

Harvard Health Publishing (2019). Improving sleep: A guide to a good night's rest. A Harvard Medical School Special Health Report.

Kim, H., Hegde, S., LaFiura, C., et al. (2021). COVID-19 illness in relation to sleep and burnout. *BMJ Nutrition, Prevention & Health.*

第四年 饮鸩止渴

2月9日

Dr Sarah Levy, interview with author, August 2020.

Lubit, R. H. (5 Nov. 2018). What are the DSM-5 diagnostic criteria for borderline personality disorder (BDP)? *Medscape.*

关于人格障碍

American Psychiatric Association (Nov. 2018). What are personality disorders? Retrieved from www.psychiatry.org/patients-families/personality-disorders/what-are-personality-disorders

Dr Sophie Bostock, interview with author, September 2020.

Freedenthal, S.(15 Oct. 2013). Should we abolish the diagnosis of borderline personality? [blog]. GoodTherapy. Retrieved from www.goodtherapy.org/blog/should-we-abolish-the-diagnosis-of-borderline-personality-1015134

Mayo Clinic (23 Sep. 2016). Personality disorders. Retrieved from www.mayoclinic.org/diseases-conditions/personality-disorders/symptoms-causes/syc-20354463

NHS (12 Oct. 2020). Personality disorder. Retrieved from www.nhs.uk/conditions/personality-disorder/

Rethink Mental Illness. Personality disorders. Retrieved from www.rethink. org/advice-and-information/about-mental-illness/learn-more-about-conditions/personality-disorders/

Dr Sami Timimi, interview with author, August 2020.

如何戒断苯二氮䓬类药物

Ashton, C. H. (Aug. 2002). Benzodiazepines: How They Work and How to Withdraw (aka The Ashton Manual). Retrieved from www.benzo.org.uk/manual/bzcha00.htm

www.benzo.org.uk

Moncrieff, J. (2020). *A Straight Talking Introduction to Psychiatric Drugs: The Truth About How They Work and How to Come Off Them* [second edition]. PCCS Books, 147.

成瘾与依赖

Addiction Center (30 Nov. 2020). Addiction vs. dependence. Retrieved from www.addictioncenter.com/addiction/addiction-vs-dependence/

Dr Mark Horowitz, interview with author, March 2021.

十二步康复计划

Alcoholics Anonymous. The Twelve Steps of Alcoholics Anonymous. Retrieved from www.alcoholics-anonymous.org.uk/about-aa/the-12-steps-of-aa

Nicky Walton-Flynn, interview with author, July 2020.

Wilson, W. G. (1939). *Alcoholics Anonymous: The Story of How More Than One Hundred Men Have Recovered from Alcoholism*. The Anonymous Press.

苯二氮䓬类药物戒断须知

Nicky Walton-Flynn, interview with author, July 2020.

Melanie Davis, interview with author, July 2020.

第五年 疯狂深渊

来自未来的注解
Moncrieff, J. (2020). *A Straight Talking Introduction to Psychiatric Drugs: The Truth About How They Work and How to Come Off Them* [second edition]. PCCS Books, 147.

1 月 14 日
Letter to author and her GP from private psychiatrist.

精神病的定义
NHS (10 Dec. 2019). Overview: Psychosis. Retrieved from www.nhs.uk/ conditions/psychosis/

Dr Sami Timimi, interview with author, August 2020.

3 月 3 日
Letter to author and her GP from private psychiatrist.

第六年 不见前路

关于睡眠记录仪
Glazer Baron, K., Abbott, S., Jao, N., Manalo, N., & Mullen, R. (2017). Orthosomnia: Are some patients taking the quantified self too far? *Journal of Clinical Sleep Medicine, 13*(2), 351–354.

Professor Guy Leschziner, interview with author, August 2019.

第七年 苟延残喘

1 月 23 日
Letter to author and her GP from NHS psychiatrist.

Dr Sami Timimi, interview with author, August 2020.

6月15日
Letter to author and her GP from NHS psychiatrist.

第八年 一线曙光

6月6日
Letter to author and her GP from NHS psychiatrist.

解剖睡眠
National Institute of Neurological Disorders and Stroke (13 Aug. 2019). Brain
    basics: Understanding sleep. Retrieved from www.ninds.nih.gov/Disorders/
    Patient-Caregiver-Education/Understanding-Sleep
Schneider, L. (2017). Anatomy and physiology of normal sleep. In: Miglis, M.
    G. (ed.). *Sleep and Neurologic Disease*. Academic Press, 1 - 28.

12月14日
Letter to author and her GP from sleep specialist.

睡眠状态知觉障碍（矛盾性失眠症）
Professor Guy Leschziner, interview with author, September 2020.
Wikipedia (12 Jan. 2021). Sleep state misperception. Retrieved from https://
    en.wikipedia.org/wiki/Sleep_state_misperception

12月19日
Letter to author and her GP from NHS psychiatrist.

第九年 夜尽天明

5月22日

Levy, M. (22 May 2019). Insomnia robbed me of my job, family, and sanity. Daily Mail. Retrieved from www.dailymail.co.uk/femail/article-7059837/Insomnia-robbed-job-family-sanity-former-editor-Mother-Baby-magazine.html

5月25日

Fortune Business Insights (Aug. 2020). Fitness tracker market size, share & COVID-19 impact analysis. Retrieved from www.fortunebusinessinsights.com/toc/fitness-tracker-market-103358

McGurk, S. (31 Mar. 2020). The business of sleep. *GQ Magazine*. Retrieved from www.gq-magazine.co.uk/lifestyle/article/the-business-of-sleep

RAND Europe (30 Nov. 2016). Lack of sleep costing UK economy up to £40 billion a year. Retrieved from www.rand.org/news/press/2016/11/30/index1.html

6月5日

Letter to author and her GP from NHS psychiatrist.

关于普瑞巴林

Green, K., O'Dowd, N. C., Watt, H., Majeed, A., & Pinder, R. J. (2019). Prescribing trends of gabapentin, pregabalin, and oxycodone: A secondary analysis of primary care prescribing patterns in England. *BJGP Open,* 3(3).

Professor David Healy, interview with author, September 2019.

6月18日

Levy, M. (18 Jun. 2019). I've just woken up from a seven-year news coma - what have I missed? Daily Telegraph. Retrieved from www.telegraph.co.uk/

women/life/just-woken-seven-year-news-coma-have-missed/

失眠症认知行为疗法

Dr Sophie Bostock, interview with author, September 2020.

Drake, C., Roehrs, T., Shambroom, J., & Roth, T. (2013). Caffeine effects on sleep taken 0, 3, or 6 hours before going to bed. *Journal of Clinical Sleep Medicine, 9*(11), 1195 - 1200.

Sleepio. CBT for insomnia - the science behind Sleepio. Retrieved from www.sleepio.com/cbt-for-insomnia/

www.thesleepscientist.com/

7月11日

Burchill, J. (7 Jun. 2020). Psychedelic dreams are the best thing about lockdown. *Telegraph*. Retrieved from www.telegraph.co.uk/news/2020/06/07/psychedelic-dreams-best-thing-lockdown/

确定你的生物钟类型

Dr Sophie Bostock, interview with author, August 2019.

Curtis, B. J., Ashbrook, L. H., Young, T., Finn, L. A., Fu, Y. H., Ptáček, L. J., & Jones, C. R. (2019). Extreme morning chronotypes are often familial and not exceedingly rare: The estimated prevalence of advanced sleep phase, familial advanced sleep phase, and advanced sleep - wake phase disorder in a sleep clinic population. *Sleep, 42*(10), zsz148.

MasterClass (2 Feb. 2021). How to determine your chronotype and ideal sleep schedule. Retrieved from www.masterclass.com/articles/how-to-determine-your-chronotype

Sleep Foundation (8 Jan. 2021). Chronotypes. Retrieved from www.sleepfoundation.org/how-sleep-works/chronotypes

University of Birmingham (10 Jun. 2019). Night owls can 'retrain' their body clocks to improve mental well-being and performance. ScienceDaily.

Retrieved from www.sciencedaily.com/releases/2019/06/190610100622.
htm

睡眠不足的危害
Susan Quilliam, interview with author, September 2019.

关于床上用品
Professor Adam Fox, interview with author, August 2019.

James O' Loan, interview with author, August 2019.

Warren, J. (26 Apr. 2019). Clostridiales, Neisseriales, and Fusobacteriales:
The bacteria that lurks in four-week-old bedsheets. Time4Sleep.
Retrieved from www.time4sleep.co.uk/blog/clostridiales-neisseriales-and-
fusobacteriales-the-bacteria-that-lurks-in-four-week-old-bedsheets

Warren, J. (28 Feb. 2020). How often should you change your bed sheets.
Time4Sleep. Retrieved from www.time4sleep.co.uk/blog/how-often-
should-you-change-your-bed-sheets

8月25日
Dr Sophie Bostock, interview with author, July 2019.

Breus, M. (23 Jul. 2019). 7 ways to sleep better in the next heatwave. The
Sleep Doctor. Retrieved from www.thesleepdoctor.com/2019/07/23/sleep-
better-next-heat-wave/

Department of Health, Government of Australia. Sleeping in very hot weather.
Retrieved from www.healthywa.wa.gov.au/Articles/S_T/Sleeping-in-very-
hot-weather

Medical News Today (14 Mar. 2020). What happens if you drink too much
water? Retrieved from www.medicalnewstoday.com/articles/318619

Somerset Urology Associates (26 Oct. 2013). Drink three litres of water a
day or risk kidney stones warns expert as hospital admissions for renal
conditions rise. Retrieved from www.somerseturology.co.uk/food-tips/

water-a-day-or-risk-kidney-stones/

如何在冬天入睡

Dr Sophie Bostock, interview with author, November 2020.

Breus, M. (9 Dec. 2019). Why is my insomnia worse in winter? Your cold-weather sleep questions answered. The Sleep Doctor. Retrieved from www.thesleepdoctor.com/2019/12/09/why-is-my-insomnia-worse-in-winter-your-cold-weather-sleep-questions-answered/

Haghayegh, S., Khoshnevis, S., Smolensky, M. H., Diller, K. R., & Castriotta, R. J. (2019). Before-bedtime passive body heating by warm shower or bath to improve sleep: A systematic review and meta-analysis. *Sleep Medicine Review Aug*(46), 124 - 135.

长途飞行员的睡眠心得

Dr Sophie Bostock, interview with author, October 2019.

Captain Charles Everett, interview with author, October 2019.

第十年 疫情来袭

解读梦的意义

Professor Guy Leschziner, interview with author, April 2020.

Atherton, S. The 10 most common dreams & what they mean. Dreams. Retrieved from www.dreams.co.uk/sleep-matters-club/the-10-most-common-dreams-what-they-mean/

Professor Guy Leschziner, interview with author, April 2020.

后记

Ashton, C. H. (2004). Protracted withdrawal symptoms from benzodiazepines. Retrieved from www.benzo.org.uk/pws04.htm

中文简体字版专有权属东方出版社
著作权合同登记号 图字：01–2023–2939 号

图书在版编目（CIP）数据

失眠日记 / (英) 米兰达·利维 (Miranda Levy) 著；

李岩译. -- 北京：东方出版社, 2023.8

书名原文：THE INSOMNIA DIARIES: HOW I LEARNED

TO SLEEP AGAIN

ISBN 978-7-5207-3503-2

Ⅰ.①失… Ⅱ.①米… ②李… Ⅲ.①失眠－防治

Ⅳ.①R749.7

中国国家版本馆CIP数据核字(2023)第113162号

失眠日记

（SHIMIAN RIJI）

作　　者：[英] 米兰达·利维（Miranda Levy）

译　　者：李　岩

策　　划：王若菡

责任编辑：王若菡

装帧设计：李　一

出　　版：东方出版社

发　　行：人民东方出版传媒有限公司

地　　址：北京市东城区朝阳门内大街166号

邮　　编：100010

印　　刷：北京联兴盛业印刷股份有限公司

版　　次：2023年8月第1版

印　　次：2023年8月第1次印刷

开　　本：640毫米×950毫米　1/16

印　　张：18.5

字　　数：193千字

书　　号：ISBN 978-7-5207-3503-2

定　　价：68.00元

发行电话：（010）85924663　85924644　85924641
